유방암 명의 조영업 교수와 베스트 유방암팀의
유방암 완치 설명서

유방암 명의
조영업 교수와 베스트 유방암팀의
유방암 완치 설명서

펴낸날 초판 1쇄 2018년 9월 1일 | 초판 3쇄 2024년 8월 30일

지은이 조영업

펴낸이 임호준
출판 팀장 정영주
편집 김은정 조유진 김경애
디자인 김지혜 | **마케팅** 길보민 정서진
경영지원 박석호 유태호 신혜지 최단비 김현빈

일러스트 송진욱
인쇄 (주)웰컴피앤피

펴낸곳 헬스조선 | **발행처** (주)헬스조선 | **출판등록** 제2-4324호 2006년 1월 12일
주소 서울특별시 중구 세종대로 21길 30 | **전화** (02) 724-7684 | **팩스** (02) 722-9339
인스타그램 @vitabooks_official | **포스트** post.naver.com/vita_books | **블로그** blog.naver.com/vita_books

ⓒ 세브란스병원, 2018
사진 ⓒ 세브란스병원, (주)헬스조선

이 책은 저작권법에 따라 보호를 받는 저작물이므로 무단 전재와 무단 복제를 금지하며,
이 책 내용의 전부 또는 일부를 이용하려면 반드시 저작권자와 (주)헬스조선의 서면 동의를 받아야 합니다.
책값은 뒤표지에 있습니다. 잘못된 책은 서점에서 바꾸어 드립니다.

ISBN 979-11-5846-254-3 14510
978-89-93357-20-2 (set)

비타북스는 독자 여러분의 책에 대한 아이디어와 원고 투고를 기다리고 있습니다.
책 출간을 원하시는 분은 이메일 vbook@chosun.com으로 간단한 개요와 취지, 연락처 등을 보내주세요.

유방암 명의 조영업 교수와 베스트 유방암팀의
유방암 완치 설명서

조영업 지음

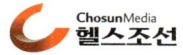

머리말

함께하면 유방암도 두렵지 않다

나는 암 환자다. 그리고 매일 암 환자들을 만나고 있다. 수술 후 환자가 겪을 수 있는 후유증도 겪었고, 수술 후 많은 시간이 흘렀지만 환자를 환자가 아닌 나 자신으로 보게 된다. 그렇기에 진료실에서 갖게 되는 짧은 시간이라 하더라도 소중하지 않은 만남은 없다. 모든 환자분의 사연과 눈물 속에서 유방암과 함께 헤쳐나가야 하는 그들의 인생이 전해진다. 유방암의 생존율은 점점 높아지고, 의학 기술과 치료 성적도 향상된다고 하지만 정작 한 가정과 사회의 일원으로 살아가며 부딪히게 되는 몸과 마음의 변화들까지 회복하는 데에는 얼마나 더 많은 시간이 필요할지 의문이다.

전 세계 여성암의 25.2%를 차지하는 유방암은 자궁암, 난소암을 비롯한 3대 여성암으로 알려져 있다. 보건복지부 발표에 따르면 최근 4년간 국내 암 발생자 수는 꾸준히 감소한 반면 유방암만은 예외적으로 4.3% 증가한 것으로 조사되었다. 국민건강보험공단에 따르면 유방암 진료 인원의 연평균 증가율은 7.9%에 달한다. 이렇게 유방암은 매년 발생률이 빠르게 증가하고 있을 뿐 아니라, 우리나라 여성에게 발생하는 전체 암 중 갑상선암에 이어 두 번째로 흔한 암이다. 하지만 갑상선암은 완치율이 높아 사실상 유방암이 여성에게 가장 많이 닥칠 수 있는 위험한 암으로 평가되고 있으며, 확대된 국가검진으로 인해 조기 유방암 진단율이 상승했지만 여전히 유방암이 진행된 상태로 병원을 찾는 사람도 많다. 이렇게 암이 많이 진행되어 발견된 경우에는 치료 성적이 좋지 않기 때문에 조기 발견을 위한 노력은 지금도 계속되고 있다. 한편, 한국유방암학회의 보고서에 따르면 병기에 따른 차이가 있음에도 유방암 환자의 수술 후 5년 전체 생존율은 91.2%로 지속적인 증가세를 보이고 있다. 따라서 유방암을 진단받은 이후부터 완치 판정을 받은 생존 환자들까지 유방암 환자의 삶의 질에 대한 관심도 높아질 수밖에 없다.

이러한 유방암 환자의 발생 증가세를 현장에서 느끼며 항상 최적의 치료를 위해 최선을 다해왔다. 하지만 유방암을 선고받고, 수술과 항암 약물치료를 이겨내고, 그 이후의 추적 관찰을 지속하는 동안 환자들의 수많은 질문과 불편함, 괴로움들을 대하고 있다. 이런 것들로는 매일 하는 집안일, 스트레스 가득한 직장생활, 가족관계, 어느 정도가 적당한지 고민스러운 여가생활, 식사 때마다 밀려오는 의문, 운동을 어떻게 해야 할지, 어떤 증상은 그냥 지켜봐도 되는 건지, 지금 무언가 잘못 관리하는 건 없는지, 또 언제 어떻게 암이 재발하면 어쩌나 하는 등 여러 가지 것들이 있다. 나름대로 여기저기 물어보고 인터넷을 뒤져보며 해답을 찾아보지만 떨쳐버릴 수 없는 불안함을 호소하는 경우가 많다. 몸에 자라난 병변은 칼로 도려낼 수 있을지 몰라도 일상 속에서 삶과 죽음의 경계를 넘나드는 환자들의 고통까지 말끔히 해소하는 데에는 많은 한계를 느끼고 있다.

연세암병원 유방암센터는 모든 유방암 환자분들을 향한 사랑과 사명감을 가지고 최고의 의료진이 함께 힘을 모아 진단과 치료, 완치와 그 이후의 삶까지 동행하고자 이 책을 집필하였다. 유방암 환자분들의 마음과 궁금증을 가장 먼저 생각했고 유방외과, 종양내과, 영상의학과, 병리과, 방사선종양학과, 핵의학과, 성형외과, 재활의학과, 산부인과 등 각 분야의 전문의들이 오랜 시간 동안 연구하며 갈고 닦은 내용을 환자분들이 가장 알아듣기 쉽게 써내려갔다. 그동안 병실에서, 수술실에서, 진료실에서 환자분들과 함께 나누었던 이야기들도 빠뜨리지 않기 위해 행복한 추억들을 되새겨보는 시간이기도 했다.

하나둘 모인 우리의 작은 노력이 매일 암과의 사투를 벌이는 많은 유방암 환자분들에게 하나라도 더 정확한 정보를 전달하고, 불안했던 일상을 희망의 핑크빛으로 물들이는 데에 조금이나마 위안과 도움이 되었으면 하는 바람이다. 그리고 환자분들을 비롯해 모든 의료진과 함께 하시는 하나님께서 세우신 연세암병원 유방암센터에서 매일 새로운 진료의 지평을 열어 가리라 다짐한다.

"두려워하지 말라. 내가 너희와 함께 함이라. 내가 너를 굳세게 하리라." 이사야 41:10

조영업

추천사

　유방암은 생활 수준이 높아짐에 따라 발생률이 증가하는 대표적인 선진국형 암입니다. 다른 암과 달리 자가검진이 가능하고 양성 질환이 많으며, 호르몬 의존성이면서 남녀 모두에게서 발생하는 특성이 있습니다. 또한 어느 정도 진행된 상태에서 진단되어도 다학제 진료에 의해 완치율이 높으며, 수술 범위를 최소화할 수 있는 암입니다. 그렇기 때문에 이제는 치료에 대한 관심을 넘어서 수술 후 성형, 수유, 임신 등 삶의 질 향상에 대한 궁금증이 대두될 뿐 아니라, 서구에 비해 젊은 연령에서 많이 발생하다 보니 장기 생존 시의 2차암 발생과 후유증 예방에 대한 관심도 매우 증가하고 있습니다.

　암을 진단받기 전에는 별로 관심이 없었던 이러한 의문점들이 암을 진단받으면서 한꺼번에 떠오를 때 적잖이 당황하는 것은 일반적인 현상입니다. 진단부터 수술과 성형, 재활까지 궁금하게 여기는 모든 의문점이 〈유방암 완치 설명서〉를 통해서 해소되기를 기대합니다. 정확한 의학적 지식과 정보를 전달함으로써 앞으로 계속 치료를 받는 동안 혹은 치료 후 정기적인 검진을 받으면서 여러분의 생활에 도움이 되도록 하는 것이 이 책의 주된 목적이라고 생각합니다.

　유방암의 완치율을 보다 증가시키기 위해 많은 연구들이 진행되고 있습니다. 암의 유전적·유전체적 특성에 대한 연구가 다양하게 이루어질 뿐 아니라 표적치료, 면역치료 등 신약 개발도 최근 무척 활발하게 진행되는 중입니다. 그러나 아쉽게도 환자들의 개인별 병 상태와 무관하게 여러 매체를 통해 수많은 정보가 정제 과정 없이 제공되고 있습니다. 이때 가짜 정보를 거르는 것은 물론 병 진행의 각 시점에서 올바른 정보를 이해하여 신속하고 정확한 행동으로 옮기는 것이 무엇보다도 중요합니다.

　암을 진단받고 치료하는 것은 시대와 공간을 초월하여 쉬운 일이 아닙니다. 하지만 감당해야 할 몫이라면, 이 책이 치료에 임하는 자세를 되새기고 삶의 폭을 넓히는 데 조금이나마 도움이 되는 작은 촛불이 되기를 희망합니다. 처음 진단받고 치료를 준비하면서 이 책을 접하는 분에게는 전략 계획서가 되고, 불행히도 재발하여 치료를 준비하는 분에게는 새로운 연구 결과를 접할 수 있는 연구 보고서가 되며, 치료가 다 끝나고 비교적 가벼운 마음으로 대하는 분들에게는 자신의 건강을 주도적으로 기획하는 관리 지침서가 될 것입니다.

　이처럼 개인마다 필요한 맞춤 정보와 치료에 임하는 마음가짐이 각자 다릅니다. 이 책을 통해서 막연히 가졌던 암에 대한 두려움과 불안함을 떨치며, 서로의 아픔을 나누고 용기를 북돋으면서 자신의 역할과 의미를 올바르게 정하여 암과의 전쟁에서 승리한 소식을 후세들에게 영원히 전달하기를 기원합니다.

시대는 변하지만 인연은 변하지 않습니다. 험한 싸움의 모든 과정마다 연세암병원의 유방암센터가 여러분과 함께 하여서, 암의 완치라는 기쁨이 모두의 마음속에 깊이 살아 숨 쉬도록 도와드릴 것을 믿습니다. 병에 대해 미숙했던 시절은 이제 떠나보내고, 자신의 병에 대한 올바른 이해와 자기 학습이 바탕이 되어 책 너머로 가족의 숨결을 느끼면서 승리의 미소를 지으시기 바랍니다. 이 책을 완성하기까지 많은 도움을 주신 유방암센터의 교직원 모두에게 감사드립니다. 〈유방암 완치 설명서〉의 발간을 진심으로 축하합니다.

환자와 가족 모두가 만족하는 책이 되기를 기대하며, 항상 하나님의 은총이 여러분과 함께 하시기를 기원합니다.

대한암학회 이사장, 연세암병원 종양내과 교수

정현철

차례

머리말_ 함께하면 유방암도 두렵지 않다 4
추천사_ 정현철 7

01 유방암, 알면 잡힌다

유방암은 어떤 암인가?

여성 25명 중 1명에게 발병하는 유방암 14
유방암 환자 10명 중 7명은 40~50대! 16
유방은 어떻게 생겼나? 17
유방암의 종류 19
다행히 유방암의 완치율은 90%가 넘는다 21

왜 유방암에 걸리는 걸까?

유방암의 위험 인자는 무엇일까 23
유전적 요인보다 중요한 가족력 27

02 유방암 진단은 어떻게 할까?

유방암의 진단은 어떻게 이뤄질까?

초기에는 아무 증상이 없다 32
멍울이 만져진다고 모두 유방암은 아니다 34
집에서 한 달에 한 번 자가검진을 하자 37
병원에서 정기검진을 받자 41

유방암, 맞춤형 치료 계획 세우기

치료를 위한 정밀 검사 받기 53
유방암의 병기 판정하기 58
유방암의 분자아형 확인하기 59
맞춤형 치료 계획 세우기 63

유방암 극복 수기 사례 ❶ 이 또한 지나가리라 65

03 유방암, 이렇게 치료한다!

수술, 유방암 치료의 첫걸음

수술은 유방암 치료의 시작이다 68
유방절제술 69
겨드랑이 림프절제거술 72
유방재건술(유방복원성형술) 75
수술 후 어떻게 관리해야 할까? 84
유방암 수술 후 팔 운동 89
유방암 수술 후 마사지 94
인조유방에 대해 알아보자 96

유방암의 방사선치료

방사선, 두려워하지 말자 101
방사선치료를 받는 기간 103
어떤 과정을 거쳐 방사선치료를 받을까? 104
새로운 방사선치료 기법 106
방사선치료는 어떤 부작용이 있나 108

유방암의 항암약물치료

항암약물치료를 꼭 받아야 할까? 111
항암약물치료를 받는 기간과 과정 113
대표적인 항암제의 작용 기전과 부작용 119
유방암의 항호르몬치료 122
항호르몬치료의 부작용, 갱년기 증상의 관리 125
유방암의 표적치료 127

유방암 극복 수기 사례 ❷ 제2의 인생, 그 시작 132

04 치료 이후의 삶과 재발 관리

생활 관리는 어떻게 해야 할까?

언제 일상생활로 복귀하나 138
평생 관리해야 하는 림프 부종 140
치료 이후의 정기검진 146
운동 관리는 어떻게 할까? 150
영양 관리는 어떻게 할까? 152
임신과 출산 158
부부생활 160

혹시 재발하지는 않을까?

재발에 대처하는 가장 좋은 방법, 조기 발견 162
재발의 종류 163
재발의 진단 167
재발에 따른 치료 167

유방암 극복 수기 사례 ❸ 지나고 보니 모두 감사한 일뿐 172

부록

저자 및 베스트 유방암팀 소개 174

PART 01

유방암, 알면 잡힌다

❦ 세계 여성암 중 발병률 1위, 국내 여성암 중 2위에 달하는 유방암. 많은 여성에게 위협이 되고 있지만 다행히 유방암은 조기 발견율이 높고 예후가 좋은 '착한 암'이다. 그러니 지금까지 소홀히 여겨왔던 유방에 관심을 기울여 치료는 물론 예방에도 힘써보자.

유방암은 어떤 암인가?

유방암은 여성에게 가장 흔하게 발생하는 암이지만 빨리 발견할 수 있고 예후도 좋다. 더군다나 우리나라 유방암 의료진의 치료 성적은 서구 국가들과 비교했을 때도 우수한 편이다. 여성성을 상실할 수 있다는 불안감이 크겠지만 치료 과정을 잘 따라온다면 유방암이 생기더라도 발병 이전과 거의 비슷한 수준의 삶을 영위할 수 있다.

여성 25명 중 1명에게 발병하는 유방암

우리나라에서는 매년 2만 명의 여성이 유방암 진단을 받고 있다. 국내 전체의 암 발생률은 꾸준히 감소하고 있지만 유방암은 예외적으로 오히려 증가하고 있는 추세다. 한국유방암학회가 발표한 〈2017 유방암백서〉에 따르면 2000년에 6,237명으로 집계된 유방암 환자는 매해 증가하여 2014년에는 21,484명에 이르렀다. 14년 사이에 유방암 환자가 무려 3.4배나 늘어난 것이다.

미국이나 유럽 같은 서구에서는 유방암이 더욱 흔하게 발생한다. 세계보건기구(WHO)의 산하기관인 국제암연구소(IARC)가 2014년에 발간한 〈세계암보고서〉에 따르면 유방암은 고소득 국가일수록 발병률이 높았다. 그래서 '선진국형 암'이라고도 불린다.

최근 우리나라에서 유방암 발병률이 크게 늘고 있는 이유도 서구적인 생활 방식의 확산이 영향을 미친 것으로 생각된다. 서구화된 식생활, 이른 초경과 늦은 결혼, 그에 따른 늦은 출산, 사회생활과 가정생활을 병행하느라 높아진 스트레스 등이 우리나라 여성들의 유방암 발병률을 높인 것으로 추정되는 요인들이다.

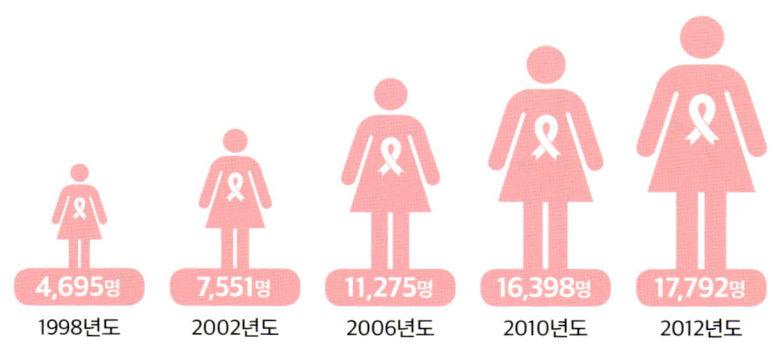

출처: 한국유방암학회, 〈2012 유방암백서〉

한국의 유방암 발병 현황(1998~2012)

유방암 환자 10명 중 7명은 40~50대!

우리나라의 여성 유방암은 다른 나라의 유방암과 비교할 때 조금 다른 특징을 지닌다. 서구에서는 나이가 많아질수록 유방암 발생 위험이 증가하지만 우리나라는 50대 초반까지 증가하다가 그 이후로 오히려 조금씩 감소하는 양상을 보인다. 또한 서구에서는 폐경 이후의 연령대에서 유방암 발생 비율이 훨씬 높지만 우리나라는 폐경 전과 폐경 후 유방암 발생 비율에 큰 차이가 없다. 40대 이하의 유방암 발생률도 11%에 달한다. 서구에 비해 40대 젊은 환자의 비율이 높다는 것도 우리나라 유방암의 특징 중 하나다.

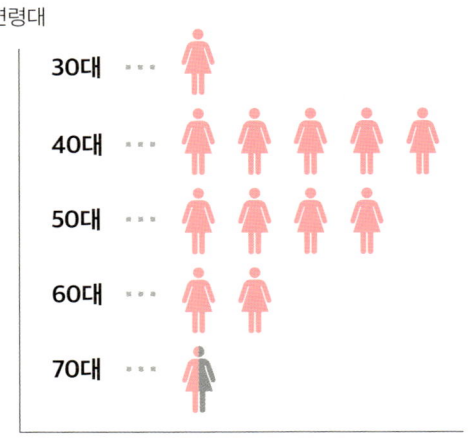

출처: 한국유방암학회, 〈2014 유방암백서〉

한국 유방암 환자의 연령대

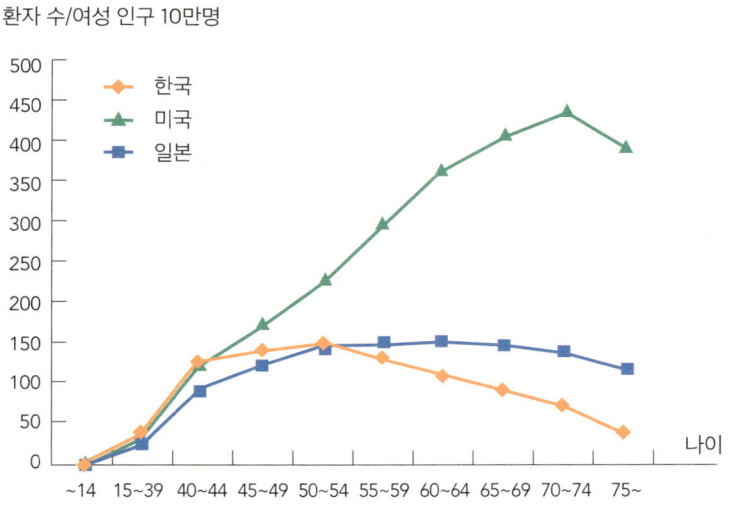

미국, 일본, 한국 여성의 유방암 연령별 발병 추이 비교

유방은 어떻게 생겼나?

유방은 반구형으로 생긴 기관이다. 사람마다 모양이나 크기가 다르지만 유방이 실질조직과 지방을 포함한 결합조직으로 구성되어 있다는 점에는 차이가 없다. 실질조직은 15~25개 정도의 유관과 유엽이 유두를 중심으로 연결되어 있고, 쿠퍼 인대라고 불리는 결합조직에 의해 유방의 형태가 유지된다.

유엽의 구조는 마치 포도송이와 같다. 포도알 모양으로 생긴 소엽이 여러 개 모여 유엽을 이룬다. 소엽의 단면을 보면 모유(유즙)를 만드는 한 층의 소엽상피세포와 그를 둘러싼 보조세포가 있으며, 그 주위를 기저막이 감싸고 있다.

> **TIP 유방의 여러 하위 기관**
> - 유방 = 실질조직 + 결합조직
> - 실질조직 = 유관 + 유엽
> - 결합조직 = 지방 + 쿠퍼 인대
> - 유엽 = 소엽이 포도송이처럼 모인 조직
> - 소엽 = 소엽상피세포 + 보조세포 + 기저막

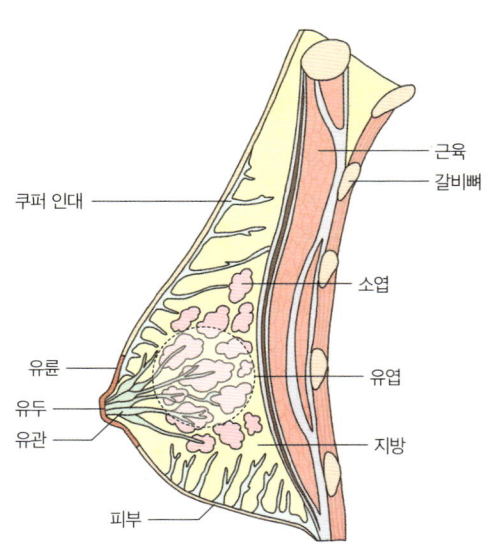

유방의 구조

유방암의 종류

정상세포에 돌연변이가 생기면 암세포가 된다. 세포가 분열할 때 돌연변이가 생기는 것은 자연스러운 현상이다. 몸이 정상적인 상태면 방어기전이 작동해서 돌연변이가 생긴 세포가 암세포로 변하는 일을 막는다. 하지만 방어기전이 망가지면 암이 발생한다.

유방암은 세포의 기원에 따라 종류가 나뉜다. 모유가 만들어지는 소엽에서 생기는 소엽암과 모유가 배출되는 유관에서 생기는 유관암이 대표적이다. 유관암은 유방암의 약 80% 정도를 차지하며 소엽암은 약 10% 정도를 차지한다. 유관암과 소엽암 모두 암세포가 유관 안, 즉 소엽 안에만 있으면 상피내암이라고 하고 유관 밖이나 소엽 밖으로 뚫고 나오면 침윤성 유방암이라고 한다.

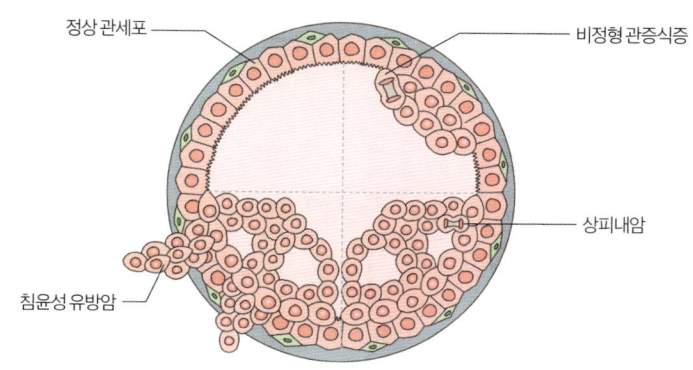

상피내암과 침윤성 유방암의 모식도

● 상피내암

관상피세포 혹은 소엽상피세포가 암세포로 변한 후 아직 기저막을 뚫지 못한 단계다. 암세포가 주위로 퍼져나가지 못한 채 유관이나 소엽 안에서만 분열한 상태다. 모양에 따라 유관상피내암 또는 소엽상피내암이라고도 부른다. 흔히 말하는 0기 유방암이다.

상피내암은 특별한 증상이 없다. 그렇기 때문에 정기검진 중 유방초음파 및 유방촬영술로 진단받는 경우가 대부분이다. 한국유방암학회의 발표에 따르면 2001년부터 2012년까지 유방암 수술을 받은 환자 중 0기 환자의 5년 생존율은 98.3%에 이른다. 매우 높은 치료 성적을 보이고 있는 것이다. 현재는 이보다 생존율이 더욱 올라간 상태다.

● 침윤성 유방암

유관이나 소엽 안에만 머무르던 암세포(상피내암)가 기저막을 뚫고 나와 유방 내 주위 조직으로 퍼지기 시작한 단계다. 일단 침윤성 유방암이라고 진단되면 치료를 해도 암이 다시 재발할 수 있다. 영상 검사에서는 다른 부위에 전이된 암이 보이지 않아도 미세한 암세포가 전신에 퍼져 있을 가능성이 높기 때문이다.

그러나 대부분의 미세 암세포들은 휴면 상태라서, 몸 여기저기에 퍼져 있다고 모두 재발하지는 않는다. 그중 일부가 유방암을 치료한 후 수년이 지나 다시 증식하게 되면 재발한다.

안타깝게도 아직까지 현대 의학으로는 휴면 상태의 암세포를 찾아내는 방법이 없다. 현재는 유방암의 세포 유전자 유형 등을 확인해 재발 가능성이 높으면 수술을 하고, 이후 다양한 보조 치료들을 시행해서 재발 가능성을 낮추고 있다.

다행히 유방암의 완치율은 90%가 넘는다

유방암은 우리나라 여성암 발생률 2위를 차지할 정도로 많은 여성들에게 위협이 되고 있지만 한 가지 다행스러운 점이 있다. 다른 암종에 비해 치료 성적이 좋다는 것이다.

한국유방암학회의 보고서에 따르면 유방암 환자의 수술 후 5년 전체 생존율은 91.2%에 이른다. 병기별로 유방암 환자의 생존율을 살펴보자. 0기 환자는 98.3%, 1기 환자는 96.6%, 2기 환자는 91.8%, 3기 환자는 75.8%, 4기 환자는 34%에 달하는 생존율이 나타난다. 특히 조기 유방암으로 분류되는 0~2기 환자에게서는 90% 이상의 높은 생존율이 보인다. 그러니 완치될 수 있다는 마음가짐으로 치료에 전념한다면 충분히 좋은 결과를 얻을 것이다.

우리나라 의료진에게는 그런 믿음을 실망시키지 않을 치료 기술

유방암 병기	5년 상대 생존율
0기	98.3%
1기	96.6%
2기	91.8%
3기	75.8%
4기	34%

출처: 한국유방암학회, 〈2017 유방암백서〉

병기별 유방암 5년 생존율

이 있다는 것도 희망적이다. 최근 우리나라의 유방암 5년 생존율은 미국, 일본 등의 선진국보다 앞선 91.3%를 기록했다. 치료 성적 면에서 세계 어느 나라와 견주어 봐도 우수하다. 너무 두려워 말고 의료진의 치료를 적극적으로 받아들여, 완치에 다가서보자.

왜 유방암에 걸리는 걸까?

당연하겠지만 유방암의 가장 큰 원인은 여성이기 때문이다. 남성은 여성에 비해 유방암 발병 가능성이 100배 정도 낮다. 그다음 중요한 원인은 나이다. 20대의 여성보다 40대 여성에게 유방암이 발병할 가능성이 400배 정도 높다. 그러나 유방암은 훨씬 여러 가지 원인이 복합적으로 작용하여 발생한다.

유방암의 위험 인자는 무엇일까

현재까지 유방암이 어떻게 생기는지 명확하게 밝혀지지는 않았다. 그러나 유방암의 발생 위험도를 증가시킨다고 알려진 몇 가지 위험 인자는 있다. 생활 속에서 위험 인자들을 잘 관리한다면 어느 정도 유방암 발병을 예방하는 효과를 볼 것이며, 유방암의 재발을 막는 데도 도움이 될 것이다. 우리나라 여성에게 발병하는 유방암을 대상으로 한 연구로 입증된 위험 인자는 다음과 같다.

● 비만

　과체중이거나 체지방률이 증가하는 상황 즉, 몸에 불필요하게 축적된 지방은 유방암과 관련이 깊다는 보고가 있다. 특히 폐경 이후의 여성은 비만이 되지 않도록 체중 관리에 신경 써야 한다. 여성 호르몬인 에스트로겐의 주된 공급원은 지방조직이다. 따라서 폐경 이후의 여성은 비만이 되면 에스트로겐의 수치가 높아져 유방암의 위험성도 높아질 수 있다.

　지방 함유량이 높은 음식이나 칼로리가 과다한 음식으로 식사하는 일을 피하는 것이 좋다. 적절한 체중을 유지하며 관리하기 위해 규칙적으로 운동을 해야 한다. 운동과 같은 신체적 활동이 유방암, 특히 폐경 이후의 여성에게 발병하는 유방암을 억제한다는 보고들이 많다. 개인적인 차이가 있지만 일반적으로 하루에 20~30분 이상, 일주일에 총 3~4시간 정도 운동하는 것이 바람직하다. 한 연구에 의하면 일주일에 1시간에서 2시간 30분 정도 운동을 하면 유방암 발병률이 18% 정도 낮아진다고 한다.

● 음주

　술의 종류에 상관없이 하루에 알코올 10g(또는 주종별 표준 잔으로 1잔)을 섭취하면, 폐경 여부에 관계없이 7~10% 정도 유방암 발병률이 증가한다. 매일 2~5잔의 술을 마시는 여성은 술을 마시지 않는 여성보다 유방암 발병 가능성이 10배 정도 높다는 보고가 있다. 일주일에 2잔 이상 음주하지 않도록 한다.

● 에스트로겐에 노출된 기간

난소에서 분비되는 난포호르몬이자 대표적인 여성호르몬인 에스트로겐에 노출되는 기간이 길수록 유방암이 발생할 가능성이 높다. 초경이 12세 이전인 경우, 폐경이 55세 이후인 경우, 출산하지 않았거나 30세를 넘긴 고령에 출산한 경우, 모유 수유를 하지 않은 경우에서는 유방암 발병률이 약간 올라간다. 반대로 늦은 초경과 이른 폐경, 젊은 나이의 임신, 임신과 1~2년의 수유를 지속해 월경 횟수가 줄어든 경우에서는 유방암 발병률이 낮아진다.

● 과거의 병력

유방 양성 질환의 병력이 있는 여성과 한 번 유방암으로 치료를 받은 적이 있는 여성은 그렇지 않은 여성보다 유방암 발병 위험도가 높다. 위와 같은 경우에 해당된다면 6개월에서 1년마다 정기적으로 유방암검진을 받아야 한다.

● 여성호르몬 치료

예전의 많은 연구가 여성호르몬 대체요법(폐경 이후의 여성에게 부족하게 생성되는 여성호르몬을 보충하는 치료)이 유방암 발병 위험도를 높인다고 했다. 그러나 최근의 연구는 여성호르몬 대체요법의 종류, 받는 기간, 중단 후의 기간 등에 따라 유방암 발병 위험도가 달라진다고 본다. 즉, 호르몬치료제를 복용하다가 중단하고 수년이 지나면 유방암 발병 위험도는 사라진다는 것이다. 또한 여성호르몬 중 에스트로겐 단독요법은 유방암 발병률을 증가시키지는 않는다고 한다.

여성호르몬 대체요법을 고려한다면 전문의와 충분히 상의하고, 유방암검진을 더욱 자주 받는 것이 좋다.

● **기타**

환경공해나 오염, 과다한 방사선 노출, 흡연 등이 유방암과 다소 관련이 있다는 연구들이 존재한다. 그러나 아직까지 명확한 근거는 없다.

> **TIP** 복합 경구 피임약을 먹으면 유방암 발병률이 높아질까?
>
> 많은 사람들이 여성호르몬인 에스트로겐과 프로게스틴(합성 프로게스테론 제제)이 섞여 있는 복합 경구 피임약을 먹을 때 나중에 유방암 위험도가 높아지지 않을까 불안감을 느낀다. 많은 대규모의 연구들이 이에 대해 다양한 결과를 보고했는데, 대부분 이전의 복합 경구 피임약 복용 과거력이나 장기간의 사용이 유방암의 발병 위험을 더 높이지 않는 것으로 생각하고 있다. 단, 35세 미만의 젊은 여성에게 발생하는 유방암의 경우는 이견이 존재하기도 한다. 복합 경구 피임약을 현재 복용 중이거나 최근에 복용했을 때 1.1~1.2배 정도 유방암 발병 위험도를 높인다고 보고되었는데, 이는 숨어 있던 암세포의 성장을 자극했을 가능성을 생각해볼 수 있다. 그러나 유방암이 주로 발병하는 연령 및 40세 미만의 유방암 발병이 흔치 않은 것을 생각하면 복합 경구 피임약의 복용이 유방암의 위험을 실제적으로 높이지는 않을 것이라는 게 전문가들의 의견이니 너무 걱정하지 않아도 된다.

유전적 요인보다 중요한 가족력

외국의 역학 연구에 따르면 어머니나 자매 중 1명이 유방암에 걸리면 본인이 유방암에 걸릴 확률은 1.8배, 2명 이상이면 2.9배 이상이라고 한다. 가족력이 있기는 하지만 그렇다고 해서 유전적인 요인이 크다고 할 수는 없다. 오히려 유방암은 환경적 요인에 영향을 많이 받는다. 유방암 진단을 받은 가족이 30세 이전에 진단을 받았다면 다른 가족의 유방암 발병 위험도가 높지만, 60세 이후에 진단을 받았다면 다른 가족의 유방암 발병 위험도는 비교적 높지 않다.

유전성 유방암은 가족력만으로 위험도를 평가할 수 없다. 좀 더 적극적인 검사와 치료가 필요하다. 특히 어머니, 딸, 자매처럼 가까운 가족에게 유방암이 발병했다면 유전성 유방암은 아닌지 검사를 통해 확인하는 것이 좋다.

유전성 유방암이 아니더라도 가족력이 있다면 유방암검진을 꾸준히 받아야 한다. 정밀 검사가 필요한지 여부는 의사와 상담 후 결정한다. 외국의 경우에는 유전성 유방암이 아니더라도 가족력이 있으면 고위험군으로 분류되어 35세부터 유방암검진을 시작하고, 매년 유방촬영술을 받도록 권고되고 있다.

유전이나 가족력에 의해 발생하는 유방암의 종류는 무엇인지, 어떤 방법으로 알아내고 예방할 수 있는지 함께 살펴보자.

● BRCA 유전자 돌연변이

 전체 유방암 중 5% 정도를 차지하는 유전성 유방암은 특정한 배선 유전자 돌연변이(부모로부터 자녀에게 전달되는 생식세포 돌연변이)에 의해 발생한다. BRCA1, BRCA2, TP53, PTEN, STK11, CDH1, PALB2 등의 유전자에 배선 유전자 돌연변이가 발생하면 유방암 발병 위험도가 5배 이상 높아진다.

 현재까지는 BRCA1, BRCA2 유전자에 의한 유전성 유방암이 가장 많이 알려져 있다. BRCA1이나 BRCA2 유전자에 돌연변이가 있다면 유방암 발병 위험도를 낮추기 위해 예방 차원에서 유방절제술을 받거나 예방적 약물요법을 받을 수 있다. 유방촬영술과 유방자기공명영상촬영(MRI)을 이용한 정밀 검사도 고려한다.

● 가족 유전자 검사

 가족 유전자 검사는 자신과 혈연관계에 있는 가족이 동일한 유전자 돌연변이를 가지고 있는지 알아보는 검사다. 혈액 검사로 진행되며 평생 한 번만 검사하면 된다.

 암의 발병 위험도를 미리 확인하고 예방할 수 있다는 것이 가족 유전자 검사의 가장 큰 장점이다. 우리나라의 여성 유방암 환자들은 가족에게 유방암이 발생할까 염려하면서도, 유전자 돌연변이 때문에 시댁이나 자매, 자녀에게 원망을 들을까 걱정하여 검사를 피하거나 유방암 발병 사실을 숨기는 경향이 있다.

대부분의 유방암 관련 유전자 돌연변이는 50%의 확률로 전달되기 때문에 가족이 동일한 유전자 돌연변이를 가지고 있을 확률 역시 절반이다. 또한 고위험 유전자 돌연변이에 관련된 암은 일반적인 검진만으로는 조기에 발견하거나 예방하기 어렵다.

유전자 돌연변이를 가지고 있는 가족이 있다면 가족 유전자 검사를 해보자. 정밀 검사로 암을 조기에 발견하거나 약물요법, 예방적 수술 등을 통해 예방할 수 있으니 말이다. 한편 유전자 돌연변이를 가지고 있지 않다는 사실을 알게 되면 암 발병에 대한 걱정이나 불안을 줄이는 데 도움이 된다.

단, 미성년자나 일부 개인의 유전자 검사는 지나친 불안감을 불러일으키거나 심리적으로 위축될 수 있으므로 사전에 의료진과 충분히 상의할 필요가 있다. 또한 유전자 검사 결과가 제3자에게 유출되지 않도록 조심해야 한다.

국내에서는 아래의 조건 중 한 가지를 만족할 경우에 건강보험의 급여 수가로 BRCA1, BRCA2 유전자에 대한 돌연변이 검사를 받을 수 있다.

- 환자 본인에게 유방암과 난소암이 동시에 발병한 경우
- 남성이 유방암을 진단받은 경우

- 환자의 가족 및 친척 중 1명 이상에게서 유방암 또는 난소암이 발병한 경우
- 40세 이전에 유방암을 진단받은 경우
- 양측성 유방암을 진단받은 경우
- 유방암을 포함하여 여러 장기의 암을 진단받은 경우
- 상피성 난소암을 진단받은 경우

PART **02**

유방암 진단은
어떻게 할까?

유방암은 다른 암에 비해 특별한 증상이 나타나지 않는 편이다. 병원에서 정기적으로 건강검진을 받거나 매달 단단한 멍울이 생기는지 유방을 만져보며 스스로 관찰하는 것이 유방암을 조기에 발견하고 일찍 치료할 수 있는 최선의 방법이다.

유방암의 진단은
어떻게 이뤄질까?

유방암은 대부분 멍울이 만져져 병원을 찾거나 건강검진을 받는 중에 발견된다. 특별한 증상이 나타난다고 보기 힘든 암이다. 만약 유방암이 의심될 만한 증상이 나타났다면 병기가 3기 중반보다 높은 경우다. 그러니 유방에 나타나는 변화를 감지할 수 있도록 평소 세심하게 살펴봐야 한다.

초기에는 아무 증상이 없다

사람들은 유방에 단단한 멍울이 만져지면 유방암이 아닐까 걱정을 한다. 유방의 멍울(혹)은 유방암의 가장 대표적인 증상이지만 크고 작은 멍울은 20~30대 여성에게서 흔하게 나타난다. 그러나 전에 없던 단단한 멍울이 새롭게 만져진다면 유방암일 가능성이 있으므로 병원을 방문해 검사를 받는 것이 좋다.

손으로 만져지는 멍울 외에도 유방암이 발생한 것을 추측하는 다른 증상들이 있다. 유두에서 피가 섞인 분비물이 나오는 경우, 유방의 피부나 유두가 유방 속으로 끌려 들어간 듯 움푹 패인 경우, 유두의 피부가 습진처럼 헐거나 진물이 나는 경우, 멍울이 만져지지 않지만 유방의 피부가 염증이 생긴 것처럼 붉게 보이는 경우, 겨드랑이의 림프절(임파선)이 만져지는 경우, 남성인데 유두 밑에서 딱딱한 덩어리가 만져지는 경우면 유방암을 의심할 수 있다.

그러나 유방암은 초기에 아무 증상이 나타나지 않기 때문에 위와 같은 증상이 나타났다면 암이 어느 정도 진행된 단계일 수 있다. 유방암의 치료율과 완치율은 조기 발견에 크게 좌우되므로 정기검진으로 증상이 없는 초기 단계에 발견하는 것이 매우 중요하다. 다

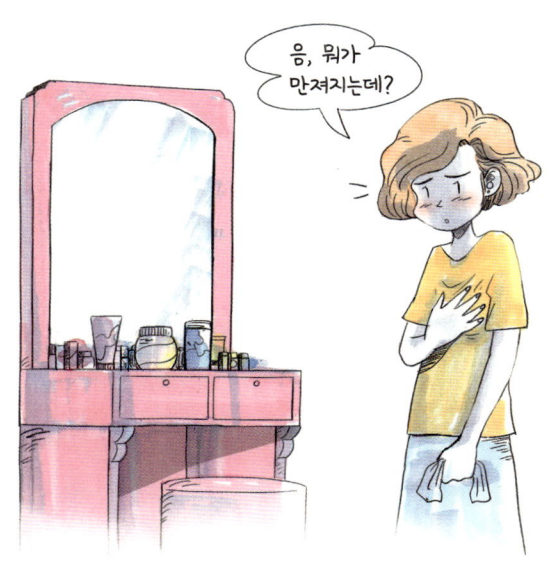

행히 최근에는 정기검진을 통해 유방암 조기 발견율이 증가하고 있어 치료 성과도 좋아지고 있다.

멍울이 만져진다고 모두 유방암은 아니다

유방에는 여러 종류의 양성 질환이 발생한다. 따라서 유방에서 멍울이 만져지면 악성 유방암인지 양성 종양인지 감별해 그에 맞는 치료를 해야 한다. 유방의 대표적인 양성 질환은 다음과 같다.

● 섬유선종

30세 이하의 젊은 여성에게 많이 발생한다. 양쪽 유방 모두에서 멍울이 만져질 수 있고, 한쪽 유방에서 여러 개의 멍울이 나타날 수도 있다. 멍울이 둥글고 매끈해 손으로 잘 만져진다. 섬유선종이 암으로 발전될 가능성은 거의 없지만 멍울이 계속 커지거나 크기가 너무 큰 경우, 정기검진에서 악성 종양(암)을 의심할 만한 변화가 관찰되는 경우에는 수술로 제거한다.

● 섬유낭종성 질환

30~40대 여성에게 자주 발생하며, 유방에서 가장 흔하게 나타나

는 퇴행성 변화다. 종종 통증이 동반되며 다양한 크기의 멍울이 만져진다. 매끈한 느낌의 섬유선종과는 다르게 경계가 불분명한 덩어리가 만져지는 것이 특징이다. 특별한 치료가 필요하지는 않지만 정기적으로 추적 관찰을 해야 한다. 유방암과 감별이 어려운 경우에는 조직 검사를 통해 확진한다.

● 엽상종

유방에서 드물게 발생하는 종양으로, 현미경으로 관찰했을 때 나뭇잎 모양으로 보인다고 해서 붙여진 이름이다. 유방에 갑자기 큰 혹이 발견되거나 매우 빠르게 자라는 멍울이 있다면 엽상종을 의심해볼 수 있다. 수술로 종양을 완전히 제거해야 한다.

● 유관확장증

유관 구조 폐색(유관이 유두 분비물이나 죽은 세포 등으로 막힌 상태)으로 분비물이 정체되어 유관이 확장되는 질환이다. 유륜을 중심으로 염증이 나타날 수 있으며, 심하면 유륜 아래로 농양(고름)이 생긴다. 염증 때문에 눌렀을 때 통증이 나타나거나 멍울이 생기고, 유두에서 분비물이 보일 수 있다. 이러한 증상은 유방암의 증상과 비슷하기 때문에 진짜 유방암이 아닌지 검사가 필요하다.

● 관내유두종

유두종은 대개 1cm 이하의 작은 크기로 유관 안에서 유두 모양으로 볼록하게 자라는 종양이다. 유두에서 맑은 분비물이 나오기도 하고, 간혹 핏빛 분비물이 나오기도 한다. 분비물이 나와 병원을 찾거나 검진 중 우연히 발견되기도 한다. 유두종이 의심되면 수술로 제거하는 것이 좋다.

● 지방 괴사증

주로 유방에 타박상을 입거나 수술에 의한 손상 때문에 발생한다. 멍울이 단단하고 경계가 불규칙하며 종종 피부가 함몰된다. 간혹 유방암과의 감별을 위해 조직 검사가 필요한 경우가 있다.

TIP 유방에 나타나는 통증은 유방암과 어떤 관련이 있을까?

유방의 통증은 유방클리닉을 방문하는 환자의 약 50~70%가 호소할 정도로 매우 흔한 증상이다. 유방에 통증이 나타나면 유방암이 아닐까 걱정을 많이 하지만 대부분의 유방 통증은 유방암과 뚜렷한 관련이 없다. 통증이 유방암 때문이라면 이미 암 덩어리가 신경을 침범했거나 근육이나 피부를 누를 정도로 커진 경우다. 즉, 유방암의 초기 증상으로 통증이 나타나지는 않는다는 뜻이다.
주기적인 유방 통증은 대체로 신경성, 카페인 과다 섭취, 여성호르몬 불균형이 원인이며 비주기적인 유방 통증은 유방염이나 유관확장증 등으로 인해 나타난다. 하지만 통증이 한쪽 유방에서만 나타나고 지속적이며 점점 심해진다면 유방암과 관련되었을 가능성이 있으므로 진찰을 받아보는 것이 좋다.

집에서 한 달에 한 번 자가검진을 하자

30세 이후부터는 병원에서 정기적으로 유방암검진을 받더라도 한 달에 한 번 자신의 유방을 살펴봐야 한다. 자가검진은 유방암을 초기에 발견하기 위한 가장 안전하고 편리한 방법이다. 유방암 치료가 끝난 후에도 재발을 조기 발견하기 위해 지속적으로 자가검진을 실시해야 한다. 매달 자가검진을 하면서 유방 멍울, 유두 분비물, 피부 함몰, 겨드랑이 멍울 등이 새로 생기지 않았는지 확인한다. 만약 위와 같은 증상을 발견하면 즉시 병원을 방문하여 의사의 임상적 진찰을 받는다.

1) 유방 자가검진 시기

처음 한 달은 자가검진을 매일 시행하면서 자신의 가슴에 익숙해지도록 한다. 이후에는 한 달에 한 번 월경이 끝난 직후부터 일주일 사이에 정기적으로 실시한다. 월경이 없거나 확인하기 어려운 경우(임신, 폐경, 양성 자궁근종 등으로 난소를 보존하고 자궁절제술을 받은 경우)에는 날짜를 정해놓고 매달 규칙적으로 실시한다. 월경 주기에 따라 유방조직이 변하기 때문에 월경일을 기준으로 매달 같은 날짜에 자가검진을 하는 것이 좋다.

2) 유방 자가검진 시 유의사항
- 자가검진의 효과를 높이기 위해 매달 정기적으로 실시하여 습관화한다.
- 평소 자신의 유방 모양이나 윤곽에 관심을 기울여 유방의 본래 모습을 기억한다.
- 2~4번째 손가락의 바닥 면을 이용한다.
- 동전 크기로 원을 그리며 빠진 부분이 없도록 유방 전체를 검진한다.
- 손으로 유방의 측면과 겨드랑이까지 만져본다.
- 처음 검진할 때는 한 달 동안 매일 검진하여 자신의 유방 특성을 파악한다.

3) 유방 자가검진 3단계
- 1단계: 거울을 보면서 눈으로 관찰하기

① 양팔을 편하게 내려놓은 후 양쪽 유방을 관찰한다.
② 양팔을 천천히 머리 옆으로 들고, 팔에 힘을 주면서 가슴을 앞으로 내밀어본다.
③ 양손을 허리에 짚고, 어깨와 팔꿈치를 앞으로 내밀면서 가슴에 힘을 주고 앞으로 숙여본다.
④ 유방의 모양, 크기, 색깔, 유두의 위치, 피부의 함몰, 피부

주름 등이 새로 변하였는지 본다. 또는 양쪽 유방이 대칭인지 확인하며 평소의 자신의 가슴 모양이나 윤곽이 다르게 변하였는지 관찰한다.

● 2단계: 서거나 앉아서 손으로 검진하기

샤워 중 가슴에 비누칠을 하거나 보디로션을 발라 부드럽게 만든 상태에서 검진한다.

① 검진하는 가슴 쪽의 팔을 머리 위로 들고, 반대편 2~4번째 손가락의 첫마디 바닥 면을 이용한다.
② 쇄골의 위, 아래와 겨드랑이 밑에서부터 검진을 시작한다. 손끝에 약간 힘을 준 채 동전 크기만큼씩 문질러가면서 시계 방향으로 또는 위아래로 검진한다. 비정상적인

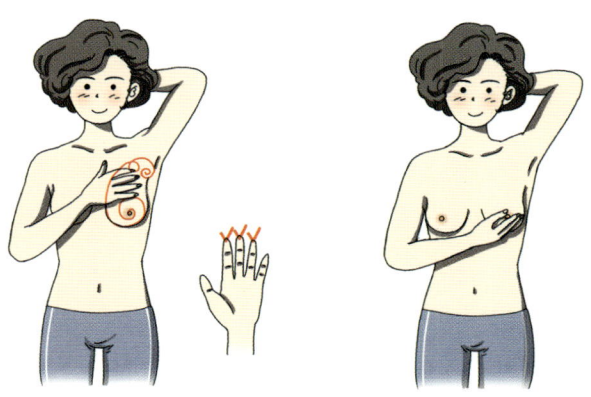

유방암 자가진단 방법

멍울이나 덩어리, 평소와 다른 유방 크기의 변화 및 피부의 변화를 유방 전체, 겨드랑이에 걸쳐 골고루 확인한다.

③ 유두 주변까지 문지르며 검진한 뒤 유두를 위아래로 짜서 비정상적인 분비물이 나오는지 확인한다. 같은 방법으로 양옆에서 안쪽으로도 짜서 분비물이 나오는지 본다.

● 3단계: 누워서 손으로 검진하기

2단계 검진을 보완하는 단계다. 자세를 바꿔 누워서 검진할 때 문제 조직을 발견할 수도 있다. 2단계 검진 후에 반드시 3단계 검진을 실시한다.

① 편한 자세로 눕는다. 검사하는 쪽 어깨 아래에 수건을 접어서 받친 뒤 팔을 머리 위로 든다. 반대편 2~4번째 손가락의 첫마디 바닥 면을 이용한다.

② 2단계 검진 방법의 ②와 동일하게 손끝에 힘을 준 채 쇄골과 겨드랑이, 유방을 문질러가면서 검진한다. 비정상적인 멍울이나 덩어리, 평소와 다른 유방 크기의 변화 및 피부의 변화를 유방 전체, 겨드랑이에 걸쳐 골고루 확인한다.

③ 2단계 검진 방법의 ③과 동일하게 유두를 위아래로 짜고, 양옆에서 안쪽으로도 짜서 분비물이 나오는지 확인한다.

병원에서 정기검진을 받자

유방암을 조기에 발견하려면 자가검진으로 멍울이나 유방의 형태 변화를 관찰하는 것이 중요하다. 그러나 병원에서 정기적으로 유방검진을 받는 것이 더 중요하다. 정기검진으로 무증상의 조기 유방암을 발견하는 경우가 멍울이 만져져서 병원을 찾은 경우보다 1~2년 가량 일찍 암을 발견한다. 유방암을 조기에 발견한 만큼 치료 결과도 좋다. 유방암의 정기검진에는 임상적 진찰, 유방촬영술Mammography, 유방초음파Breast Ultrasonography가 포함된다. 유방암 고위험군에서는 유방자기공명촬영MRI; Breast Magnetic Resonance Imaging이 필요할 수 있다. 영상 검사로 유방암이 의심되면 조직 검사를 한다.

● 1단계
병원을 방문하면 기본적으로 의사가 임상적 진찰을 한다.

● 2단계
필요 시 영상 검사(유방촬영술 또는 유방초음파)를 시행한다.

● 3단계
의심스러운 병변이 확인되면 확진을 위해 조직 검사를 시행한다.

1) 임상적 진찰

병원에 가면 먼저 의사의 진찰을 받는다. 의사가 눈으로 환자의 유방 모양이나 피부 돌출, 유두의 위치나 유륜 모양 등을 살펴보고 손으로 세밀히 만지며 진찰한다. 이를 촉진이라 하고 누운 상태에서 진행된다. 유방조직이 흉벽(가슴 안의 둘레를 이루는 벽)을 따라 골고루 퍼져 있기 때문에 누워서 진찰을 하면 유방을 만지면서 살피기 편리하다.

촉진을 할 때는 양손을 함께 사용한다. 가운데 세 손가락의 편편한 부분으로 쇄골에서 유방 하부까지, 흉골(가슴 중앙에 세로로 길고 납작하게 위치해 갈비뼈와 연결되는 뼈) 부위에서 바깥쪽 겨드랑이까지 세밀하게 진찰한다. 먼저 얕게 눌러가며 살펴본 후 다시 강하게 눌러가며 깊은 곳까지 확인해 덩어리가 있는지 살펴본다. 정상적인 유방조직에서도 단단한 덩어리가 만져질 수 있으므로 덩어리가 정상 유방조직인지 비정상 유방조직인지 구분하는 것이 매우 중요하다. 마지막으로 유두를 누르거나 짜보면서 분비물이 나오지 않는지, 분비물이 나온다면 색깔은 어떤지 등을 확인한다.

2) 영상 검사

암이 아주 작으면 의사의 진찰로도 발견되지 않을 수 있다. 이

때는 유방촬영술이라는 방사선 영상 검사를 시행해 조기 발견율을 높인다. 유방촬영술은 유방을 누른 상태로 저선량(적은 양의 방사선)의 방사선을 이용해 유방의 결절과 미세 석회화를 확인하는 검사다. 현 유방암 검진 권고안에서는 40~69세의 증상이 없는 여성에게 2년에 한 번 유방촬영술을 권한다.

치밀 유방이라서 유방촬영술만으로 검진을 하는 데 한계가 있으면 유방초음파 검사를 추가로 시행한다. 치밀 유방은 유방의 지방조직에 비해 유선조직과 섬유질의 비율이 높다. 유방촬영술만으로는 정상조직과 암조직이 명확히 구분되지 않는다. 우리나라 여성은 서구 여성보다 치밀 유방의 비율이 높은 편이라 유방초음파 검사가 필요한 경우가 흔하다.

이외에도 유방암을 진단할 수 있는 좋은 방법들이 있지만 대부분 고가의 장비를 사용하고, 검사 비용이 매우 비싸 일반적으로 시행하지 않는다. 특수한 경우, 전문가의 판단에 따라 추가 검사를 시행한다.

유방촬영술이나 유방초음파 검사를 통해 작은 종괴(덩어리)나 석회질이 발견되는 경우가 흔하다. 그러나 종괴나 석회질이 발견되었다고 해서 모두 유방암과 관련이 있는 것은 아니다. 유방암이 의심스러우면 조직 검사를 추가로 시행해 확진을 하니, 너무 걱정하지는 말자.

● 유방촬영술

유방암을 조기 발견하는 데 가장 중요한 영상 검사 방법으로, 만져지지 않는 유방암은 대부분 유방촬영술에 의해 발견된다. 외국에서는 증상이 없는 초기 유방암 환자가 유방촬영술을 받았을 때 유방암으로 인한 사망률이 30%나 감소되었다는 보고가 있다.

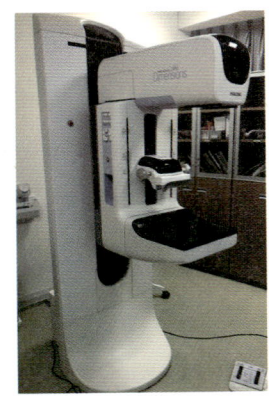

유방촬영술을 위한 기계

 유방촬영술은 유방을 납작하게 눌러 압박한 상태에서 시행되기 때문에 일반적으로 통증이 심하다. 하지만 최대한 납작하게 눌러 유방 두께를 얇게 만들어야 방사선에 노출되는 양이 줄어들고, 유방 내부도 잘 보여 작은 암도 찾아낼 수 있다. 보통은 한쪽에 2장씩 4장을 촬영하지만 기본 촬영 후에 보조 촬영을 시행하기도 한다. 보조 촬영을 할 때는 자세와 기기의 방향을 여러 가지로 바꿔가며 실시한다. 유방촬영술은 미세 석회화를 가장 잘 보여주고 이에 대한 정확한 평가가 가능한 검사다.

 유방초음파나 유방자기공명영상(MRI) 등 다른 영상 검사를 받더라도 유방촬영술은 꼭 받아야 하는 기본적인 검사다.

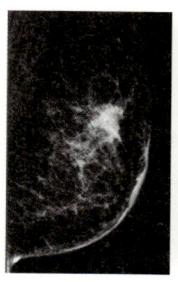 

멍울이나 통증 등의 증상이 나타나면 이미 유방암이 많이 진행된 상태일 수 있다. 정기적인 검진을 통해 무증상의 초기 유방암을 발견하는 것이 중요하다
(좌) 환자가 만져서 발견한 3기 유방암
(우) 정기적인 유방촬영술에서 발견된 1기 유방암

하지만 10~20대 젊은 여성에게는 기본 검사로 권장되지 않는다. 젊은 여성은 대부분 치밀 유방이라 유방촬영술에서 유방이 하얗게 보이기 때문에 유방암 진단이 어렵다. 40대 이하의 여성에게는 유방촬영술 대신 유방초음파 검사를 기본 검사로 권고한다.

> **TIP** 유방촬영술을 유방초음파나 다른 검사로 대체할 수 없을까?
>
> 유방촬영술은 유방을 최대한 납작하게 누른 상태에서 검사를 시행하기 때문에 통증이 심한 편이다. 그래서 종종 환자들이 유방촬영술을 받기 주저한다. 그러나 유방촬영술과 유방초음파는 서로 볼 수 있는 것이 다르다. 두 검사에서 공통적으로 보이는 것도 있고, 한 가지 검사에서만 보이는 것도 있다.
> 예를 들어, 미세 석회화는 주로 유방촬영술에서 잘 관찰되지만 유방초음파에서는 보이지 않을 수 있다. 미세 석회화가 보이는 유방암의 경우에는 유방초음파 검사만 시행하면 암을 놓칠 수 있으므로 유방촬영술이 필요하다. 40세 이상 여성의 기본 검사법은 유방촬영술이며, 필요한 경우 유방초음파 검사를 추가한다.

3차원 유방촬영술 토모신테시스

토모신테시스(Digital Breast Tomosynthesis)는 3차원 유방촬영술로, 여러 각도에서 유방을 촬영한다. 일반적인 유방촬영술은 2차원 영상이라 유방조직이 겹쳐 보일 수 있지만 토모신테시스는 3차원으로 촬영하기 때문에 겹쳐 보이는 현상을 줄인다. 종괴의 경계를 보다 명확하게 확인할 수 있으며, 작은 크기의 병변을 발견할 수 있다. 토모신테시스는 유방검진에서 유방암을 더 정확하게 발견하고 위양성(거짓 양성)을 줄일 수 있다고 알려졌다. 특히 치밀 유방의 유방암 확진에 도움이 된다.

● 유방초음파

임상적 진찰이나 유방촬영술로 병변이 발견되면 유방초음파로 정밀 검사를 진행한다. 유방조직의 밀도가 높은 치밀 유방의 경우, 유방촬영술로는 종괴를 관찰하기 어려우므로 유방초음파를 보조적으로 이용한다. 유방의 종괴가 물혹인지 고형 종양인지 구분하는 데 용이하며 암의 가능성이 어느 정도인지 예측하는 데도 도움이 된다. 유방암을 확진하기 위해 유방초음파 중 실시간으로 종괴를 관찰하면서 조직 검사를 실시하기도 한다.

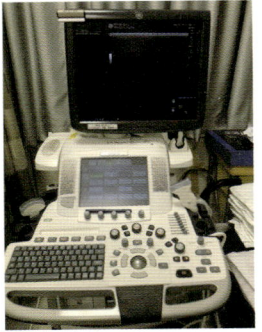

유방초음파를 위한 기계

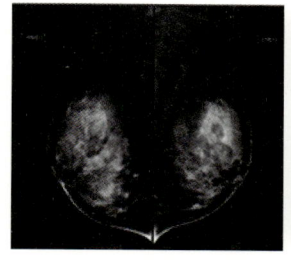 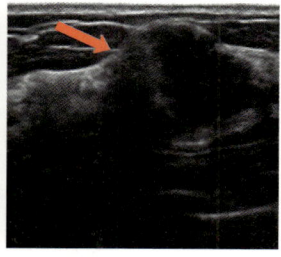

치밀 유방을 가진 47세 여성의 경우, 유방촬영술에서는 확인되지 않았던 유방암이 유방초음파 검사에서 2.3cm 크기로 발견되었다
(좌) 유방촬영술에서 나타나지 않는 유방암
(우) 유방초음파에서 발견된 2.3cm 크기의 유방암

3) 조직 검사

유방암으로 의심되는 종괴를 떼어내 암(악성 종양)인지 양성 종양인지 진단하는 검사법. 의사의 진찰이나 영상 검사만으로는 정확한 진단을 내리기에 한계가 있을 때 필요하다.

조직 검사는 직접 피부를 절개해 종괴를 잘라내는 수술적 조직 검사와 주사기 바늘이나 총 조직 검사 바늘을 넣어 세포나 조직을 얻어내는 비수술적 조직 검사로 나눈다. 비수술적 조직 검사에는 세침흡인 검사(Fine Needle Aspiration), 총 조직 검사(Core Biopsy), 진공보조흡인 조직 검사(Vacuum-asisted Biopsy, 일명 맘모톰 검사)가 있다. 최근에는 특별한 경우가 아니면 주로 비수술적 검사를 실시한다. 이후 검사 결과에 따라 추적 검사를 시행하거나 수술을 계획한다.

① 비수술적 조직 검사

· 세침흡인 검사

가는 주사기 바늘을 찔러 넣고 세포를 뽑아내 검사하는 방법으로, 국소 마취가 필요 없고 검사 시간도 5분 미만이라 간편하다. 하지만 간편한 만큼 채취할 수 있는 조직의 양이 적어 정확도는 떨어진다. 흔히 양성으로 보이는 낭종 또는 낭성(흔히 말하는 물혹) 병변을 간단히 확인하거나 암 전이가 의심되는 림프절의 전이 여부를 확인하기 위해 겨드랑이 림프절이나 경부 림프절에 시행한다.

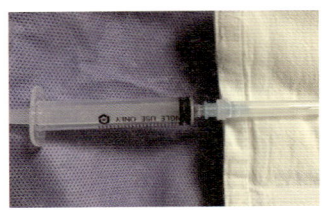

세침흡인 검사에 사용하는 바늘

낭종의 증상 완화를 위해 세침흡인 검사로 액체 성분을 뽑아낸다. 또는 총 조직 검사 시행 전 낭종이 많은 유방 병변에

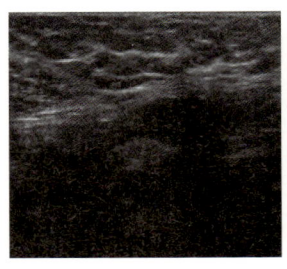 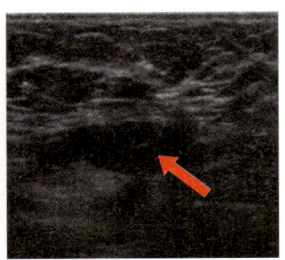

크기가 커진 겨드랑이 림프절(좌)에 가는 주사기 바늘(우, 화살표)을 찔러 넣고 유방초음파를 통해 확인하면서 세포를 얻는다

유방초음파 검사 중 실시하는 세침흡인 검사

서 액체 성분을 제거하기 위해 시행한다. 이런 경우에는 조금 더 굵은 바늘을 사용한다.

· 총 조직 검사

현재 가장 많이 사용되는 검사법이다. 부분 마취 후 조직 검사 바늘을 삽입하고, 총을 쏘듯 방아쇠를 당겨 바늘을 발사시킨 뒤 조직을 얻는다. 세침흡

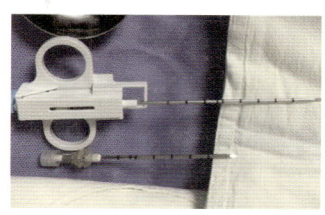

총 조직 검사에 사용하는 바늘

인 검사에 사용되는 바늘보다 바늘의 굵기가 굵어 더 많은 조직을 얻을 수 있다. 보통 유방초음파 검사 중 병변을 실시간으로 확인하면서 총 조직 검사를 시행한다. 한 번에 4~6회 정도 실시하고, 총 소요 시간은 10~30분 정도다.

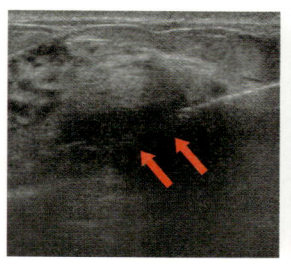 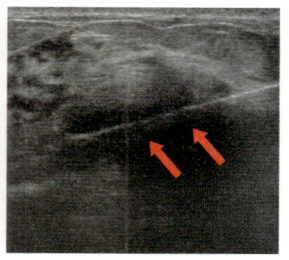

바늘(화살표)이 병변 내에 정확히 들어간 것을 유방초음파로 확인하면서 조직 검사를 시행해 조직을 얻는다

유방초음파 검사 중 실시하는 총 조직 검사

양성 종양으로 보이는 병변이라도 추적 검사가 용이하지 않은 경우(임신, 유방성형술 예정, 먼 거리 등)에는 확진을 위해 총 조직 검사를 시행하기도 한다.

· 진공보조흡인 조직 검사(=맘모톰 검사)

진공흡인기의 원리를 이용한 장비로 검사하는 방법이다. 맘모톰이라는 제품이 가장 유명해 현재는 이런 종류의 조직 검사법을 총칭해서 맘모톰이라고 부르기도 한다. 진단을 위해 많은 조직이 필요할 때나 조직 검사를 하면서 동시에 크기가 작은 섬유선종 같은 양성 종양을 제거할 때 시행된다.

검사 방법은 총 조직 검사와 비슷하며 비수술적 조직 검사 방법 중 가장 굵은 바늘을 사용한다. 총 소요 시간은 20~40

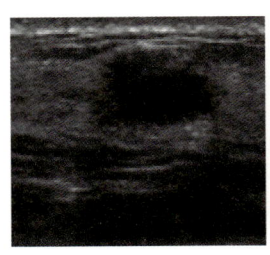 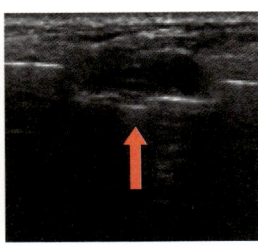 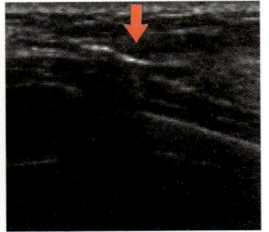

(좌) 손으로 만져지는 양성 종양(섬유선종)을 유방초음파로 촬영한 사진
(가운데) 진공보조흡인 조직 검사 중 바늘(화살표)이 삽입된 모습
(우) 진공보조흡인 조직 검사 직후 같은 자리를 유방초음파로 촬영한 사진

진공보조흡인 조직 검사(맘모톰 검사) 시술 전후

분 정도다. 개인차가 있으나 일반적으로 굵은 바늘을 사용할수록 검사 후 해당 부위에 통증이 나타날 가능성이 높다. 그러나 통증이 나타나도 대개 며칠 이내에 호전된다.

② 수술적 조직 검사

전신 마취나 부분 마취를 한 후 유방의 종괴 전부 혹은 일부를 떼어내 검사하는 방법이다. 비수술적 조직 검사를 시행했으나 채취한 조직의 양이 부족한 경우, 비수술적 조직 검사만으로는 정확한 진단을 내리기 어려운 경우, 비수술적 조직 검사를 시행하기 어려운 위치에 종괴가 있는 경우 등에 시행한다.

유방검진 결과 이해하기

유방암검진 결과에서 정밀 검사가 필요하다는 소견이 나오면 암은 아닐까 걱정부터 앞선다. 암일 가능성도 배제할 수 없지만 양성 종양으로 최종 확인되는 경우가 더 많으므로 전문 병원을 찾아 추가 검사를 받도록 한다. 특이 소견이 없는 경우에는 1~2년 후 유방암검진을 받으면 된다. 다음의 용어들을 통해 유방검진 결과에 대한 이해도를 높여보자.

물혹 의학 용어는 아니지만 낭종 또는 낭성 병변을 설명할 때 많이 사용된다. 간혹 유방의 병변을 일괄적으로 지칭할 때도 있지만 암이 의심되는 경우보다는 양성으로 보이는 병변을 지칭하는 표현이다. 그러나 공식 용어가 아닌 만큼 물혹이란 표현과 관계없이 검진 결과에 따른 권고 사항을 확인한 후 필요하다면 추가 검사나 추적 관찰을 받는다.

석회화 석회화는 유방촬영술 사진에서 하얗게 보인다. 양성, 악성 병변 모두 석회화가 보일 수 있지만 양성 종양에서 훨씬 많이 나타난다. 석회화의 크기, 모양, 개수, 분포, 동반된 소견, 기간에 따른 변화를 고려해 종양의 양성과 악성 여부를 추정한다. 명확하지 않을 때는 추적 검사나 정밀 검사 및 조직 검사가 필요하다.

미세 석회화 석회화 중에서도 작은 석회화를 일컫는다. 유방암과 관련된 석회화는 크기가 보통 0.5mm보다 작기 때문에 미세 석회화인 경우가 많다. 그러나 미세 석회화만 놓고 보면 양성 종양인 경우가 더 잦다. 미세 석회화의 모양과 분포로 종양의 양성 또는 악성 여부를 추정할 수 있다.

추적 관찰 영상 검사나 조직 검사에서 종양이 암이 아니라는 소견이 나와도 100% 정확한 것은 아니다. 암일 가능성이 아주 조금이라도 있다면 추적 관찰이 필요하다. 병변의 크기가 변하는지 확인해 혹시 모를 암의 가능성을 조기에 발견해야 한다. 크게 걱정할 필요는 없다. 추적 관찰을 권유받았다고 해도 암으로 진단되는 경우는 매우 드물다. 2년 이상 변화가 없는 경우에는 양성 종양으로 간주하고 일반적인 검진을 받는다.

* **연령별 유방암검진 권고안**
40~69세 무증상 여성: 2년마다 유방촬영술을 이용한 유방암검진
70세 이상 무증상 여성: 선택적으로 시행
고위험군: 수시로 의사와 상담

유방암, 맞춤형 치료 계획 세우기

영상 검사와 조직 검사를 통해 유방암이 확진되면 치료를 위해 정밀 검사를 받는다. 검사를 통해 병기와 세부 사항이 진단되면 이후 치료 계획이 세워진다. 일반적으로 암은 병기에 따라 치료 계획이 세워지지만 유방암은 다른 암종에 비해 다양한 치료 조합들이 가능하기 때문에 환자 개개인의 특성에 맞추어 치료 계획을 세밀하게 짠다.

치료를 위한 정밀 검사 받기

영상 검사와 조직 검사를 통해 유방의 종괴(종양)가 암으로 확진되었다면 병기나 수술 부위, 다른 장기로 전이됐는지 알아보는 검사들이 필요하다. 수술 부위 및 범위를 결정하기 위해 유방촬영술, 유방초음파, 유방자기공명영상 검사를 시행하며, 다른 장기로의 전이 여부를 확인하기 위해 PET-CT, 전신 뼈 검사, CT 등을 필요에 따라 추가적으로 시행한다.

● 유방자기공명영상(유방MRI)

수술 전에 병기와 수술 범위를 결정하는 데 도움이 된다. 종괴가 발견되지 않은 반대쪽 유방의 이상 소견도 함께 살펴볼 수 있고, 액와 림프절에도 암

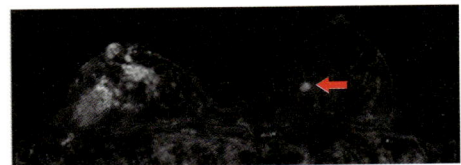

왼쪽 유방암의 병기 진단을 위해 유방자기공명영상 촬영을 실시하였고 왼쪽 유방암은 3기로 진단되었다. 오른쪽 유방에서도 0.5cm 크기의 작은 유방암(화살표)이 발견되었다

자기공명영상으로 촬영한 사진

이 전이됐는지 판단할 수 있어 유용하다. 항암약물치료 전후에도 치료가 잘 되고 있는지 확인하기 위해 추가로 유방MRI를 실시하는 경우도 있다. 또한 유방촬영술이나 유방초음파로 유방의 병변이 잘 안 보일 때 유방MRI를 추가로 시행하면서 실시간으로 조직 검사를 하기도 한다. 유방MRI는 자장과 고주파를 이용하기 때문에 방사선에 노출될 위험은 없다.

◎ CT(Computed Tomography, 컴퓨터 단층촬영)

CT는 X선(X-ray)을 이용해 해부학적 신체 구조를 보다 중첩 없이 높은 해상도로 영상화하여 특정 병소의 위치를 매우 정확하게 확인할 수 있다. 유방암 수술 전에 간이나 폐 등 다른 장기로 전이가 되었는지 여부를 확인하기 위해 해당 장기에 CT 검사를 시행한다.

◎ PET-CT(Positron Emission Tomography-Computed Tomography, 양전자 컴퓨터 단층촬영)

최근에 보급되기 시작한 검사법으로 암의 위치를 정확하게 찾아낼 수 있고 다른 검사와 달리 한 번에 전신을 검사할 수 있어 유용하다. PET의 뛰어난 암 검출 능력과 CT의 높은 해상도를 함께 가진 검사법이다. 유방암 확진을 받은 뒤 병기를 판단하는 데 도움이 되고, 치료 후 치료가 잘 되었는지의 경과와 재발 가능성 및 여부를 확인할 때도 사용한다.

암조직에 흡수되는 미량의 방사성 의약품을 주사한 후 촬영을 하는데, 이렇게 하면 암조직에서 미량의 방사선이 나오는 것이 찍혀서 암이 있는 부위를 정확하게 알 수 있다. 방사성 의약품이 사용되긴 하지만 아주 적은 양이라서 CT 검사보다도 방사선 노출량이 적다. 따라서 방사선으로 인한 부작용은 크게 걱정할 필요가 없다.

● PET-CT는 어떻게 사용될까?

① 병기 결정

PET-CT를 통해 종양의 크기나 림프구 전이, 다른 장기로의 전이 여부를 정확하게 확인할 수 있다. 따라서 PET-CT 검사 결과에 따라 치료 순서나 방법을 선택하는 데 도움이 된다.

② 항암약물치료 평가

유방암의 범위가 넓거나 림프절 전이가 있는 경우에는 항암약물치료를 먼저 실시하고 결과에 따라 수술 여부를 결정한다. 이때 항암약물치료 후 PET-CT를 찍어 유방암과 전이암의 크기가 줄었는지 확인하는 과정을 거친다. 치료 반응이 좋으면 항암약물치료를 계속 시행하거나 남아 있는 종양을 수술로 제거한다.

③ 치료 후 추적 검사

유방암은 치료가 종료된 이후에도 재발할 수 있기 때문에 정기적인 검사를 통해 가능한 빨리 재발을 진단하고 재발에 대한 치료를 시작해야 한다. 보통 정기적인 유방촬영술과 유방초음파로 추적 검사를 하지만 의사의 판단에 따라 PET-CT로 보다 정확하게 재발을 진단하고, 조기 치료를 시행하기도 한다.

④ 다른 악성 종양의 진단

유방암 진단을 위해 시행한 PET-CT에서 자궁경부암이나 위암, 대장암 등을 발견하는 경우가 있다. 유방암만 치료하다가 다른 암을 놓칠 수 있는데 이를 막는 데 PET-CT가 유용하게 활용된다.

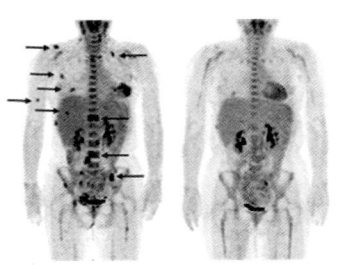

암 치료 전 여러 부위로 전이된 암들(좌, 화살표)이 치료 후 거의 소실된 것(우)을 확인할 수 있다

유방암 환자의 치료 전후 전신 PET-CT 사진

● **전신 뼈 검사**

골 전이를 가장 잘 발견할 수 있는 검사다. 뼈는 유방암이 가장 흔하게 전이되는 부위지만 전이 초기에는 증상이 없는 경우가 많고, 다른 검사로는 암이 뼈에 전이되었는지 확인하기 어렵다. 특히 에스트로겐 수용체 양성 유방암은 골 전이의 빈도가 높기 때문에 전신 뼈 검사가 꼭 필요하다.

● **분자유방영상 검사(MBI; Molecular Breast Imaging)**

반도체 검출기를 이용한 유방 전용 감마카메라로 분자생물학적 유방 영상을 평가하는 핵의학 검사법이다. 암세포에 흡수되는 감마선이 있는데, 이를 방출하는 방사성 추적자를 주입한 후 특수 촬영한다. 그러면 암세포가 감마선을 방출하는 모습이 찍혀, 쉽게 암세포와 정상세포를 구분할 수 있다. 분자유방영상 검사는 특히 유방암 고위험군의 조기 진단, 파라핀이나 실리콘 주입을 하는 등의 유방성형술을 받은 환자에게 유용하다. 치밀 유방 등 다른 영사 검사로는 유방암 확진이 어려운 경우에도 유용하게 쓰이는 검사 방법이다.

유방암의 병기 판정하기

정밀 검사가 끝나면 병기를 판정한 뒤 병기에 따라 치료 계획을 세운다. 일반적으로 병기가 낮을수록 치료가 잘 되어 완치율이 올라가고, 병기가 높을수록 치료가 어려워 사망률이 올라간다.

유방암의 병기는 다음과 같은 세 가지 요소로 판정한다.

첫째, 종양의 크기

둘째, 전이된 림프절의 개수와 위치

셋째, 다른 장기로의 전이 여부

병기	조직 분류	침윤성암의 크기	관계	림프절 전이 암 개수
0기	비침윤성암 (상피내암)	0cm	그리고	0개
1기	침윤성암	2cm 이하	그리고	0개
2기	침윤성암	2cm 이하	그리고	1~3개
		2cm 초과 ~5cm 이하	그리고	0~3개 이하
		5cm 초과	그리고	0개
3기	침윤성암	5cm 초과	그리고	1~3개
		상관없음	그리고	4개 이상
4기	침윤성암	뼈, 폐, 간, 뇌 등 다른 장기로 전이된 유방암		

유방암 병기의 구분

이 세 가지 요소를 종합하여 0기, 1기, 2기, 3기, 4기로 병기를 구분한다. 수술 후 조직 검사 결과에 따라 병기가 바뀌기도 한다. 조직 검사 결과는 종양을 떼어내는 수술이 끝나고 대개 1~2주 후에 나오므로 퇴원한 다음 외래에서 확인하게 된다. 정밀 검사 결과에 따라 이후의 치료 방향과 재수술 필요 여부를 알 수 있다.

정밀 검사 결과를 토대로 수술이 가능하다면 수술의 종류(유방부분절제술 또는 유방전절제술)를 결정한다. 그다음 수술을 하고, 수술 후에는 방사선치료나 항암약물치료, 항호르몬치료, 표적치료 등을 시작한다. 그러나 병기마다 치료 계획이 동일한 것은 아니다. 유방암은 여러 가지 복합적인 치료가 광범위하게 적용되기 때문에 병기 외에도 다른 세부 사항들(호르몬 수용체 여부, 분자아형, 환자의 나이, 유방전절제술 여부 등)이 고려된다.

유방암의 분자아형 확인하기

최근에는 표적치료제의 발전으로 병기보다 암세포의 유전자 유형(분자아형)이 암환자의 생존율에 더 큰 영향을 미친다. 따라서 자신의 유방암 분자아형을 이해하는 것은 유방암 치료의 시작이라고 할 수 있다. 분자아형별로 유방암을 분류하지만 어떤 종류가 더 좋고, 나쁘다는 것은 아니다. 다시 말하지만 분자아형을 나누는 목적은 유방암의 특성에 맞춰 가장 효과적인 치료 계획을 세우기 위해서다.

● **면역염색 검사**

조직 검사를 통해 유방암이 확진되면 분자아형을 알아보기 위해 면역염색 검사를 추가로 시행한다. 면역염색 검사는 항체를 이용해 호르몬 수용체, HER2(허투) 유전자 등 각각의 생물학적 종양 표지자에 양성 반응을 보이는지, 음성 반응을 보이는지를 확인하는 검사법이다.

● **유전자 검사**

호르몬 수용체는 면역염색 검사로 명확한 결과를 얻을 수 있지만 HER2 유전자는 중간 결과값이 나오기 때문에 양성인지, 음성인지 판단이 모호할 때가 있다. 그런 경우에는 좀 더 정밀한 유전자 검사를 추가로 실시해 정확한 결과를 얻는다.

1) 호르몬 수용체 양성 유방암

말 그대로 암세포에 여성호르몬 수용체가 있다는 뜻이다. 그래서 여성호르몬이 많이 분비되면 암세포가 증식하는 특성이 있다. 우리나라 여성 유방암의 70% 정도를 차지하는 가장 흔한 종류의 유방암이다. 호르몬 수용체 양성 유방암은 여성 호르몬의 분비나 활동을 억제하는 치료제를 쓰면 큰 효과를 얻을 수 있다.

호르몬 수용체 양성 유방암에는 루미날 에이 분자아형과 루미날 비 분자아형이 존재한다. 겨드랑이 림프절에 전이가 없으면 루미날 에이 분자아형인지, 비 분자아형인지 구별하는 검사를 실시한 후 항암약물치료 방법을 결정짓는다.

● 루미날 에이(luminal A) 분자아형
호르몬 수용체 양성 유방암의 절반 정도를 차지한다. 암세포가 상대적으로 천천히 자라는 특성이 있어, 항암약물치료는 잘 듣지 않지만 여성호르몬인 에스트로겐 억제제만으로도 치료가 가능하다.

● 루미날 비(luminal B) 분자아형
나머지 절반에 해당하는 호르몬 수용체 양성 유방암이다. 에스트로겐 억제제로 치료해도 여전히 재발률이 높지만 루미날 에이 분자아형과는 달리 암세포의 증식 속도가 빨라서 항암약물치료가 잘 듣는다.

2) HER2(허투) 양성 유방암

HER2 양성은 암세포에 'HER2 수용체'가 많다는 의미다. 항암약물치료를 해도 재발이 잘 되고, 예후가 좋지 않아 흔히 '독한 암'으로 불린다. 그러나 지금은 표적치료제인 허셉틴의 도입으로 다른 종류의 유방암과 비슷한 치료 결과를 보이고 있다.

3) 삼중 음성 유방암

두 가지 여성호르몬 수용체(ER; 에스트로겐 수용체, PR; 프로게스테론 수용체)와 HER2 수용체, 세 가지 모두에 음성인 유방암이다. 모든 호르몬 수용체에 음성이기 때문에 표적으로 삼을 치료 대상이 없다.

호르몬 수용체 양성 유방암과 HER2 양성 유방암은 효과적인 표적치료제가 나와 있지만 삼중 음성 유방암은 치료제가 적다. 하지만 치료 표적이 없다고 해서 치료제가 아예 없는 것은 아니다.

삼중 음성 유방암은 비교적 항암약물치료에 좋은 반응을 보이므로 항암약물치료를 철저히 시행하는 것이 다른 어떤 종류의 치료보다 중요하다. 그럼에도 불구하고 여전히 재발률은 높은 편이다. 최근에는 유전체(한 개체가 지니고 있는 유전 정보를 총체적으로 지칭하는 말) 연구가 발달해, 새로운 치료 대상 표적들이 발견되고 있다. 그에 따라 신약 개발도 활발하게 진행되고 있으므로 가능한 임상 시험에 참여하는 것이 좋다.

맞춤형 치료 계획 세우기

정밀 검사를 통해 병기와 분자아형이 확인되면 수술부터 하고, 그 이후 방사선치료나 항암약물치료를 할지, 항암약물치료부터 해서 종양 크기를 줄인 후에 수술을 할지 등 치료 계획을 결정한다. 일반적인 유방암의 치료는 수술, 항암약물치료, 방사선치료, 호르몬치료, 표적치료 등으로 분류할 수 있다. 더불어 암의 특성, 병기, 연령 등에 따라, 개개인의 상태에 맞춰 세밀한 치료 계획이 세워진다.

따라서 환자의 특성을 파악할 수 있는 검사가 가능하고 해당 검사 결과에 따른 수술과 치료가 곧바로 가능한 병원을 선택하는 것이 중요하다. 수술 후에도 방사선치료나 항암약물치료 같은 추가적인 치료를 할 수 있으므로 다른 과와의 협의 진료가 가능한 병원을 선택하도록 한다.

유방암 수술 이후 진행하는 항암약물치료, 항호르몬치료, 방사선치료는 다른 암들에 비해 상대적으로 복잡하다. 환자의 나이, 폐경 유무, 종양의 크기 및 조직학적 결과, 종양의 침윤성 여부, 림프절의 전이 유무, 호르몬 수용체의 양성 여부에 따라 치료 방법이 달라질 수 있다.

		호르몬 수용체 양성 유방암		HER2 양성 유방암	삼중 음성 유방암
면역염색 검사	호르몬 (에스트로겐) 수용체	O		X	X
	HER2	O	X	O	X
치료 방법 및 기간	수술	유방부분절제술(유방보존술) 혹은 유방전절제술을 시행한다. 암의 크기, 위치 등에 따라 결정된다.			
	방사선치료	수술 후 6주 이내에 시행하고 치료 기간은 3~5주 정도 소요된다. 유방부분절제술을 했으면 반드시 시행하고, 유방전절제술을 했으면 병기에 따라 결정한다.			
	표적치료 (허셉틴)	1cm를 초과하는 HER2 양성 유방암에 주사 형태로 3주 간격을 두고 1년간 투여한다.			
		O	X	O	X
	호르몬치료	호르몬 수용체 양성일 경우에는 매일 1알씩 5~10년간 경구 투여한다.			
		O	O	X	X
	항암약물치료	수술 후 병기에 따라 시행 여부가 결정되며, 치료 기간은 3~6개월이다. 수술 전 선행 항암약물치료를 하는 경우도 있다.			

유방암의 분자아형 및 병기에 따른 치료 방법과 기간

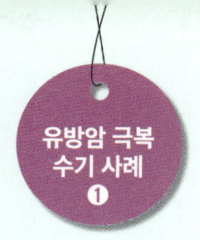

이 또한 지나가리라

김진영(54세, 여성)

2017년 1월, 작년 검진 때는 보이지 않던 작은 혹이 보였다. 의사는 혹이 아주 작으니 내년에 다시 검사를 하자고 했다. 하지만 확실히 해두고 싶어서 재검사를 신청했다. 3월에 검사 일정이 잡혔다는 연락이 왔고, 4월에 유방초음파를 포함한 여러 검사들을 받았다. 혹의 정체는 삼중 음성 유방암이었다. 유방을 만져보아도 잡히는 게 없었다. 내 몸속에 암 덩어리가 있을 줄은 생각지도 못했다.

수술은 5월 16일로 잡혔다. 1월에 의심 소견이 발견되었고 재검사로 확진을 받은 뒤 수술을 받기까지 5개월 정도가 걸렸다. 더 빨리 수술을 받았다면 암을 조금이라도 덜 키웠을 텐데 하는 아쉬움이 있었지만 초기에 발견해서 수술을 할 수 있었던 것만으로도 감사하다고 생각했다.

퇴직한 지 10년이 되었지만 건강에는 자신이 있었다. 24년간 군대 생활로 운동이 생활화되어 있었고, 식사도 늘 신경 써서 챙겨 먹었다. 그래서 여러 해 동안 들어놓았던 암보험과 실버보험도 2년 전에 전부 해지한 상태였다. 평소 건강하다고 얼마나 자만하고 교만했던지…. 그런 내 마음을 신께서 아시고 다시 겸손해지라며 이런 시련을 주신 것 같았다.

유방에 석회화가 많이 보여 유방전절제술을 해야 될지도 모른다는 말을 들었을 때 '제발 유방부분절제술을 할 수 있게 해달라'고 얼마나 기도를 했는지 모른다. 신께서 기도를 들어주셨는지 다행히 유방부분절제술을 할 수 있었다. 수술이 결정된 후 종교가 큰 힘이 되었다. 교회 성도들의 기도와 격려가 그 어떤 것보다 위로가

되고 용기를 주었다. 미약한 인간이 모든 것을 맡기고 의지할 곳은 신뿐이었다.

　수술로 암을 떼어내서 보니 2.7cm였다. 아주 작았던 혹이 몇 개월 만에 그렇게 자라난 것이다. 수술 후 15차의 방사선치료와 5차의 항암약물치료를 받았다. 방사선치료를 받기 위해 차가운 기계 위에 아무것도 가리지 않은 채 맨몸으로 누워 있는 일은 고역이었다.

　항암약물치료 역시 나를 힘들게 했다. 치료를 받고 나면 속이 미식거리고 입속이 헐었다. 견디기 힘들었다. 두 번째 항암약물치료를 받고 나서는 머리카락을 밀었다. 그런데 치료가 끝나자 머리카락이 다시 자라나기 시작했다. 지금은 예전보다 오히려 머리숱이 더 많아졌다. 시간이 지나면 모든 것이 다시 소생하는 법칙이 있나 보다. 항암약물치료를 받는 날을 제외하면 모든 일상이 예전과 다름없었다. 치료 중에도 봉사활동을 계속했다. 건강한 체질을 주신 신께 감사했다.

　작년 이맘때 수술을 했으니까 이제 겨우 1년 남짓 지났을 뿐이다. 재발과 전이가 발생한다 해도 나는 모든 것을 감당하며 나아갈 것이다. 다른 유방암 환우들도 절망 대신 소망으로, 불평과 원망 대신 감사로, 다시 한 번 새로운 인생을 살아가길 바란다. 암에 걸렸다고 해서 인생이 끝난 것은 아니다. 지금의 이 상황도 인생을 살아가는 과정이라고 생각한다. 이 또한 다 지나가는 것이다.

PART 03

유방암, 이렇게 치료한다!

유방암 치료 방법은 대표적으로 가장 확실한 치료법인 수술, 수술로 암을 제거한 뒤 남아 있을지 모르는 암세포를 죽이는 방사선치료, 재발의 위험성을 감소시키는 항암약물치료와 항호르몬치료가 있다. 유방암의 다양한 치료 방법을 살펴보고 완치의 길에 다가서보자.

수술,
유방암 치료의 첫걸음

유방은 여성에게 상징적인 의미가 있는 부위고, 수술이라고 하면 막연히 두려울 수밖에 없다. 하지만 수술을 피할 수는 없다. 수술은 암을 제거하는 가장 기본적이고 확실한 치료법이기 때문이다. 최근에는 수술 기술의 발달로 유방의 모양을 최대한 자연스럽게 유지할 수 있는 방법들이 많이 도입되었다. 두려워하지 말고 치료에 임하자.

수술은 유방암 치료의 시작이다

수술은 유방암을 치료하는 데 필수다. 먼저 수술로 암을 제거한 뒤 항암약물치료를 포함한 다른 치료들을 실시해야 유방암의 완치를 기대할 수 있다.

수술은 크게 유방암 병변이 있는 유방 자체에 대한 절제술, 암세포가 일차적으로 전이되는 겨드랑이 림프절에 대한 수술로 진행된다. 유방절제술과 겨드랑이 림프절제거술은 동시에 진행되며 2시간에서 2시간 30분 정도 소요된다. 수술을 받고 나서 1~2일이면 일상생활에 필요한 간단한 활동을 할 수 있고, 2~3일이면 대부분의 환자들이 퇴원할 수 있을 정도로 회복된다. 최근에는 통증치료요법이 발전하여 수술 후에 나타나는 통증 관리도 효과적으로 이루어지고 있다.

유방절제술

예전에는 유방암 수술이라고 하면 암이 발생한 쪽 유방 전체를 제거하는 유방전절제술을 떠올렸지만 최근에는 치료 기술이 발달하면서 암조직과 주변의 정상조직 일부만 절제하는 유방부분절제술이 많이 시행된다. 유방부분절제술은 수술 이후에도 유방의 모양이 전체적으로 남아 있어 유방보존술이라고도 부른다. 한국유방암학회의 2015년 자료에 따르면 유방부분절제술이 전체 유방암 수술의 62.1% 정도를 차지할 정도로 광범위하게 실시되고 있다.

어떤 방법으로 수술을 할지는 암이 퍼져 있는 상태, 환자의 상황 등 다양한 요소를 고려한다. 유방외과 전문의가 영상의학과, 방사선종양학과, 성형외과 등을 포함한 여러 분야의 전문가 의견을 참고하고 최종적으로 환자와 면담을 진행한 뒤 결정짓는다.

● 유방부분절제술(유방보존술)

유방부분절제술을 받으면 수술 후 나타날 수 있는 국소적인 암 재발을 방지하기 위해 일정 기간 동안 방사선치료를 받아야 한다. 따라서 흉부에 방사선치료를 받은 적이 있거나 피부 질환, 임신 등으로 수술을 받고 나서 방사선치료가 불가능하면 유방부분절제술을 시행할 수 없다. 유방부분절제술을 할 때는 유방암과 암 주변의 정상 유방조직을 포함해 제거한다. 그다음 남아 있는 유방조직을 봉합하여 함몰이 덜 되도록 가슴의 모양을 만든다.

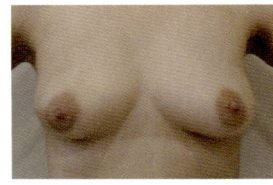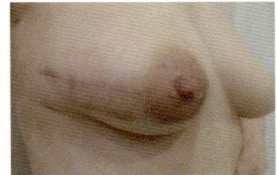

유방부분절제술(오른쪽 가슴)을 한 뒤의 모습

이때 수술 중 제거한 조직 주변부의 유방조직을 일부 떼어내 동결절편 검사를 실시한다. 남아 있는 조직에 암이 있는지 확인하기 위해서다. 동결절편 검사란 급속으로 조직을 얼린 뒤 현미경으로 암세포가 있는지 유무를 확인하는 검사로, 30분에서 1시간 정도면 결과를 얻을 수 있다. 동결절편 검사를 실시했을 때 주변 조직에 암이 남아 있다면 더 이상 유방부분절제술을 하지 못하고 수술 도중

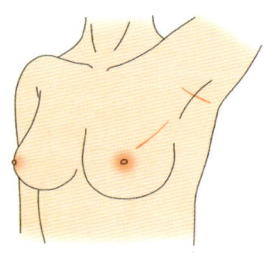
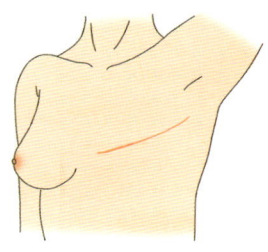

유방부분절제술　　　　　　유방전절제술

에 유방전절제술로 수술 방법을 변경하기도 한다.

　유방의 어느 부분을 어떻게 절개할지는 종양의 위치, 크기, 범위, 동반되는 감시 림프절제거술 등을 종합적으로 고려해 미용상 가장 효과적인 위치로 결정한다. 최근에는 최상의 미용 효과를 얻기 위해 단순 유방실질(유방의 크기나 조직)을 재배치하는 수술부터 유방축소술까지 다양한 수술법이 도입되고 있다.

● **유방전절제술**

　유방암 수술의 가장 중요한 원칙은 '악성 종양의 완전한 제거'다. 따라서 암이 넓게 분포하거나 여러 곳에 다발성으로 존재하면 유방부분절제술을 시행할 수 없다. 이런 경우에는 유방암이 발생한 쪽의 유방 전체를 제거하는 유방전절제술이 불가피하다.

　암이 비교적 초기인 경우에는 유방전절제술과 유방재건술을 동

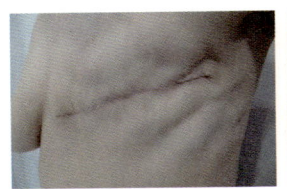 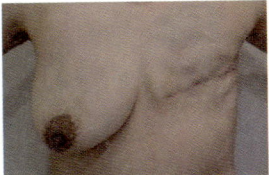

유방전절제술(왼쪽 가슴)을 한 뒤의 모습

시에 시행할 수 있다. 아니면 유방전절제술을 먼저 하고, 2~3년 뒤에 유방재건술만 따로 시행해 유방의 모양을 복원한다.

예전에는 유방전절제술을 하면 유두와 유륜까지 모두 제거했다. 그러나 최근에는 유방암이 있는 부위가 유두와 유륜과 가깝지 않으면 유방전절제술을 할 때 유두와 유륜은 그대로 살려두고 유방재건술을 시행한다. 이렇게 유두와 유륜은 남기고 유방전절제술을 한 뒤 유방재건술을 하면 재건된 유방에 대한 만족도가 매우 높다.

겨드랑이 림프절제거술

유방암의 암세포는 림프관이나 혈액을 타고 겨드랑이의 림프절로 쉽게 전이되기 때문에 유방절제술과 겨드랑이의 림프절을 제거하는 수술이 함께 시행된다. 30~40년 전에는 모든 유방암 환자가 겨드랑이 림프절제거술(청소술)을 받았다. 그러나 감시 림프절생검술이 도입된 이후부터는 겨드랑이의 림프절에 암이 전이되었는지 안 되었는지 여부를 우선 검사한 다음 전이가 된 경우에만 림프절 제거술을 시행한다.

● 감시 림프절생검술

겨드랑이 림프절에 암세포가 전이되었는지 알아보는 조직 검사. 림프절의 암 전이 여부를 확인하는 것은 유방암의 병기를 결정하고, 수술 후 치료 계획을 세우는 데 매우 중요한 지표가 된다.

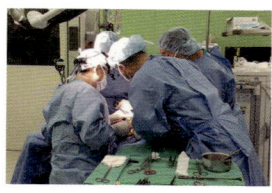 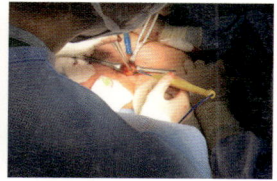

감시 림프절생검술을 하는 모습

수술 전 정밀 검사를 실시해 림프절에 전이된 암이 없다고 판단되면 유방암 수술을 하는 도중에 감시 림프절의 조직을 떼어내고, 현미경으로 암 전이 여부를 확인한다. 감시 림프절은 유방의 림프액이 첫 번째로 흘러나가는 림프절로, 쉽게 말해 겨드랑이 림프절의 입구라고 할 수 있다. 따라서 감시 림프절에서 암세포가 발견되지 않으면 겨드랑이 림프절도 안전한 것이므로 림프절제거술을 하

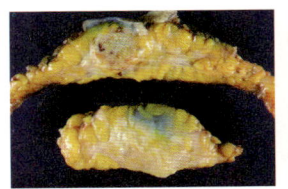
유방전절제술로 떼어낸
유방조직

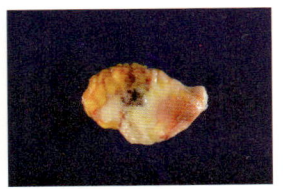
유방부분절제술로 떼어낸
유방조직

지 않는다.

반면 감시 림프절에서 암세포가 발견되면 겨드랑이 림프절을 모두 제거하는 수술을 한다. 이와 같이, 불필요한 림프절제거술을 피할 수 있는 감시 림프절생검술의 도입으로 수술 이후의 합병증도 크게 줄일 수 있게 되었다.

● 겨드랑이 림프절제거술

수술 전 시행한 정밀 검사나 감시 림프절생검술 결과 겨드랑이 림프절에 암 전이가 확인되면 유방절제술 도중에 겨드랑이 림프절을 모두 제거하는 수술(겨드랑이 림프절제거술)을 함께 실시한다.

겨드랑이 림프절제거술은 1시간 정도 소요되며, 수술 후 약 10~20%의 환자들에게서 팔 부종, 감각 이상 등의 합병증이 발생한다. 림프부종은 치료보다는 관리에 중점을 두어야 하는 합병증으로, 조기에 발견하고 빠르게 치료받으면 심화되는 것을 막을 수 있다.

유방재건술(유방복원성형술)

유방절제술을 받은 환자는 암 재발에 대한 두려움뿐 아니라 여성으로서의 정체감과 자신감의 상실로 큰 고통을 받는다. 이런 경우에는 유방재건술이 일상으로 복귀하는 데 크나큰 도움이 된다.

유방을 재건하는 수술의 목적은 양쪽 유방을 최대한 똑같은 모양으로 만들어주는 것에 있다. 과거에는 재건술로 인한 흉터나 어느 정도의 비대칭성은 감수해야 한다고 생각했다. 그러나 최근에는 수술 기술의 급격한 발달에 따라, 흉터나 비대칭성과 같은 문제들이 조금씩 개선되고 있다.

한편, 재건된 유방이 대체로 적당한 크기와 형태를 유지하며 외형상 회복되더라도 유방의 감각은 완전히 돌아오지는 않고 다소 떨어진다. 이를 극복하기 위해 연세암병원 유방재건팀에서는 가능한 경우 신경문합술을 시도해, 빠르고 광범위하게 신경이 재생될 수 있도록 노력하고 있다.

유방이 완전히 완성되어 대중목욕탕이나 사우나, 수영장에 자유롭게 출입하기까지 짧게는 5~6개월에서 길게는 1년 이상 걸릴 수 있다. 오랜 시간이 걸리는 만큼 의료진과 충분히 상담한 후에 재건술 여부를 결정해야 한다.

● 유방재건술을 받는 시기

유방재건술을 받는 시기는 크게 두 가지 경우로 나뉜다. 유방절제술을 할 때 재건술도 함께 받는 경우나 유방암 완치 판정을 받은 이후에 따로 재건술만 받는 경우다. 전자를 '즉시재건', 후자를 '지연재건'이라고 한다. 즉시재건은 유방외과 전문의가 유방절제술을 끝낸 다음 그 자리에서 바로 성형외과 전문의가 유방재건술을 진행한다. 반면 지연재건은 유방절제술을 한 후 암이 재발할 가능성이 희박하다고 판단될 때, 혹은 수술 이후 받는 방사선치료나 항암약물치료가 끝난 뒤에 실시한다.

즉시재건이든 지연재건이든 수술 방법에는 차이가 거의 없다. 최근에는 즉시재건술을 받는 경우가 지속적으로 증가하고 있어, 유방절제술 환자 10명 중 4명이 즉시재건술을 받고 있다(2017년 연세암병원 기준). 그러나 교과서적으로는 유방에 암이 재발할 확률이 낮거나 유방암이 매우 초기여서 완치율이 높은 경우에 즉시재건술을 시행하라고 권고한다.

유방재건술은 2015년 4월부터 건강보험 급여 대상이 되었다. 그래서 유방암으로 전절제술을 받거나 BRCA 유전자 검사에서 양성으로 진단되어 전절제술을 받는 환자들은 유방재건술을 받을 때 건강보험의 혜택을 볼 수 있다.

즉시재건술의 장점은 더 있다. 즉시재건술은 유방외과의 유방절제술과 성형외과의 유방재건술이 동시에 이루어져, 수술 횟수가 줄어드는 효과가 있고 이에 따라 입원 기간과 전체 치료 비용도 줄어든다. 또한 흉터조직이 적어서 수술이 더 쉽고 기능 및 양쪽 유방의 대칭성도 더 좋다는 장점이 있어, 최근 즉시재건술의 비율이 더 증가하는 중이다.

● **유방재건술의 종류**

유방재건술은 크게 본인의 조직을 이용하는 방법과 실리콘겔이나 생리식염수 보형물 등의 인공 삽입물을 이용하는 방법으로 나뉜다. 각 재건술의 방법에는 장단점이 있어, 무엇이 더 낫다고 할 수 없다. 환자마다 유방암의 병기나 유방의 모양, 체형 등이 다르고 재건 방법에 대한 기대와 이해가 다르기 때문에 성형외과 전문의와 충분히 상담한 후에 재건 방법을 결정해야 한다.

수술을 한 번 결정하면 수십 년간 본인이 선택한 재건된 유방으로 살아야 한다. 그러므로 암을 진단받아 혼란스럽고 고통스럽더라도 충분히 고민한 다음 최선의 선택을 하자.

1) 자가조직을 이용한 유방재건술

유방을 재건할 때는 자신의 등이나 복부의 살을 이용할 수 있다. 비자가조직을 이용해 재건한 유방보다 자연스러운 모양과 촉감을 낼 수 있으며, 이물질에 대한 거부 반응이 없어 상대적으로 영구적이다. 하지만 조직을 채취한 부위(등이나 복부)에 흉터가 남고, 수술 시간이 다소 길어진다.

드물지만 이식한 조직으로 혈액을 공급하는 혈관에 문제가 생길 경우, 조직이 괴사할 가능성이 있다. 또한 수술 흉터가 꺼려지거나 흉터가 유난히 많이 남는 체질이라면 자가조직을 이용한 재건술을 하기 전 성형외과 전문의와 상세한 상담을 해야 한다.

● 등 피부와 지방, 광배근을 이용하는 유방재건술

등의 피부와 지방, 근육을 채취해 유방을 만드는 방법이다. 비교적 쉽게 자연스러운 유방을 만들 수 있어 많이 선호된다. 다만 채취할 수 있는 조직의 양이 한정되어 있기 때문에 유방의 크기가 크다면 인공 보형물을 함께 삽입할 수 있다.

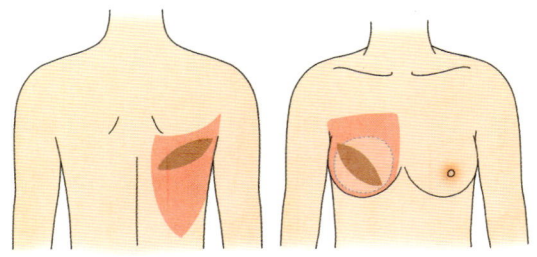

등 근육을 이용한 유방재건술(광배근 유경피판술)

● 복부의 피부와 지방, 복직근을 이용하는 유방재건술

복부의 피부와 지방, 근육으로 유방을 만드는 방법이다. 인공 보형물을 추가로 삽입할 필요가 없고 복부의 살도 동시에 제거한다는 점이 장점으로 꼽힌다. 복부의 조직을 유방으로 옮길 때 혈관을 함께 연결해주는 미세수술이 필요해, 수술 시간이 다소 길어질 수 있다. 대개 5~10시간 이상 소요되는 경우도 있으며 입원 기간은 일주일 정도다. 수술을 받고 나서 처음 며칠은 절대 안정이 필요하여 침대에서 내려오지 않기를 권고하며, 이 기간 이후에는 앉고 걷는 것이 허락된다. 일단 앉고 걷는 활동을 하면 다른 재건 방법보다 회복이 매우 빠른 편이다.

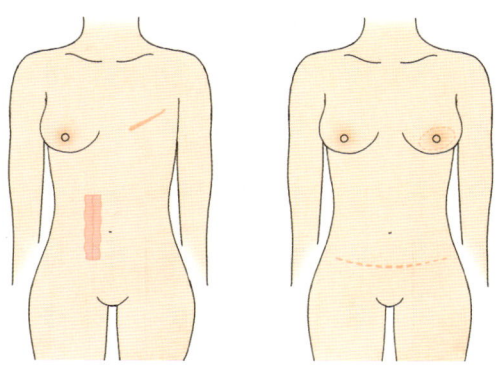

복부 지방을 이용한 유방재건술(횡복직근 피판재건술)

2) 비자가조직을 이용한 유방재건술

인공 보형물을 이용해 유방을 복원·성형하는 방법이다. 자가조직을 이용한 수술에 비해서는 상대적으로 간단한 수술이며 추가적인 상처나 오랜 수술 시간, 입원 기간이 요구되지 않는다.

수술 후 주관적으로 느끼는 회복감은 다른 재건술에 비해 상대적으로 빠르다. 그러나 10년 이상 긴 시간이 지나면 환자의 체형과 수술하지 않은 쪽 유방의 모양이 변화해서 양쪽 유방이 불균형해질 수 있다. 매우 드물지만 감염이나 구축 현상(염증 등으로 피부조직이 수축되는 현상), 심한 이물감 등으로 불가피하게 보형물을 제거하는 수술이 필요한 경우도 있다.

또한 최근에는 역형성대세포 림프종이라는 특수한 형태의 암이 인공 보형물로 인해 발생할 수 있다는 보고가 나타나서 주의가 필요하다. 이 암은 유방암과는 전혀 다른 암이다. 인공 보형물 주위에 발생하는 암이며, 발생 빈도가 높지 않고 치료 성적도 비교적 좋다고 알려져 있다. 주증상은 인공 보형물 삽입술을 받은 지 수년이 지난 후 급격히 발생하는 장액종(혈성 진물)으로, 인공 보형물 주위에 대량의 액체가 고이면서 환자는 가슴이 갑자기 커졌다고 느끼게 된다.

비자가조직으로 유방을 복원·성형하는 수술은 위와 같이

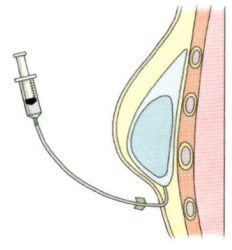 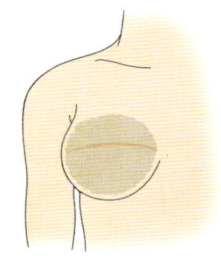

조직 확장기를 이용해 피부를 늘리는 모습   인공 보형물을 이용한 유방재건술

여러 가지 장단점에도 불구하고, 수술을 간단히 끝내고 싶으며 신체의 다른 곳에 또 다른 흉터를 남기고 싶지 않은 사람들에게 많이 선호된다.

일반적으로 유방전절제술을 시행하면 남은 피부가 부족하기 때문에 인공 보형물을 바로 삽입할 수 없다. 그래서 비자가조직 유방재건술은 두 단계의 수술 과정을 거친다. 첫 번째 수술에서는 조직 확장기를 삽입하여 약 3개월간 부족한 피부를 늘리고, 두 번째 수술에서는 조직 확장기를 제거하고 인공 보형물을 삽입한다. 삽입할 인공 보형물의 종류는 유방을 제거한 뒤 남은 피부의 양, 제거된 유방조직의 모양과 무게에 따라 달라지며 실리콘겔을 이용하는 경우가 많다.

조직 확장기를 삽입하는 수술은 대개 1시간 정도, 조직 확장기를 영구적인 인공 보형물로 교체하는 수술도 1시간 정도 소요된다. 만약 반대쪽의 정상 유방을 확대·축소하는 경우에는 수술 시간이 추가로 든다. 조직 확장기를 삽입하는 수술은 1~2주, 인공 보형물을 넣는 수술은 1주 정도 입원한다.

3) 유두-유륜재건술

유방전절제술로 유두와 유륜을 제거한 뒤 유방재건술을 했다면 수술 상처가 회복되고 양쪽 유방의 모양이 어느 정도 균형을 이루었을 때 유두-유륜재건술을 한다. 자신의 유방 피부를 이용해서 반대편 유두와 비슷한 위치에 비슷한 크기로 유두를 만든다. 이후 의료용 문신으로 유두와 유륜 부위에 착색을 한다.

유두재건술과 문신은 모두 부분 마취를 시행해 1시간 이내에 간단하게 끝난다. 유방재건술을 받고 3개월 후에 유두재건술을 하고, 다시 3개월 후에 유두-유륜 문신을 한다.

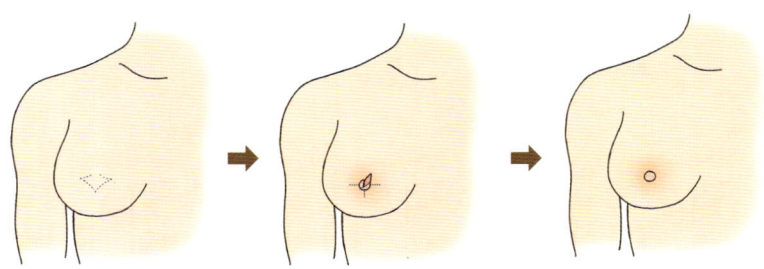

유두와 유륜을 재건하는 과정

4) 대칭적 유방을 만들기 위한 보조 수술

재건된 유방의 모양이 자연스럽지 못한 경우에는 지방흡입술이나 피판부분절제술을 통해 국소적으로 유방을 교정한다. 쇄골 아래나 유방 안쪽이 함몰된 경우에는 지방을 이식하고, 유방 밑주름의 높이가 다른 경우에는 주름을 다시 만들어주는 식으로 보조 수술이 진행된다.

유방재건술의 일차적인 목표는 양쪽 유방을 가장 비슷한 형태로 만드는 것이지만 남아 있는 유방의 모양에 맞춰 그대로 복원할 필요는 없다. 수술하지 않은 정상 유방이 처지고 늘어졌다면 유방을 위로 당기는 유방고정술을 시행하고, 유방이 너무 크거나 작으면 유방축소술이나 유방확대술을 병행하여 수술 전보다 더 나은 모양으로 만들 수 있다.

● 유방재건술과 재발

간혹 유방재건술 즉, 유방복원성형술을 받으면 암 재발이 잘 된다고 오해하는 경우가 있다. 그러나 유방복원성형술은 암 재발과 무관하다. 여러 연구 결과에 의하면 유방재건술을 받더라도 유방암이 재발할 가능성은 높아지지 않는다. 유방재건술을 받았다고 해서 암이 재발하였을 때 발견이 늦어지는 것도 아니다.

물론 치료에도 방해되지 않는다. 유방재건술을 받은 이후에도 항암약물치료, 항호르몬치료, 방사선치료 등을 계획대로 받을 수 있다. 그러나 유방절제술 후에 다양한 치료가 이어질 수 있다는 점을 고려해야 하므로 유방재건술을 결정하기 전에 암 전문의 및 성형외과 전문의와 긴밀하고 충분히 상담해야 한다.

만약 암이 재발하더라도 재건된 유방을 반드시 제거해야 하는 것은 아니다. 단, 재건된 유방에 방사선치료를 하는 경우, 그중에서도 특히 인공 보형물을 이용해 재건한 경우에는 미용적 측면에서 아름답지 못한 유방으로 변형될 가능성이 상대적으로 높다고 알려져 있다. 하지만 인공 보형물로 재건한 유방이 방사선치료로 인해 변형된 경우에도 재건을 아예 하지 않는 것보다는 만족도가 높은 편이다. 따라서 이러한 사실에 대해 환자 본인이 이해하고 받아들이는 것이 중요하다.

수술 후 어떻게 관리해야 할까?

수술, 즉 유방절제술은 짧게 끝나는 편이지만 다른 암을 제거하는 수술과 마찬가지로 수술 이후의 치료와 관리가 중요하다. 수술에 들어가기 전부터 수술 이후 어떤 증상이 나타나는지, 그러한 증상을 어떻게 관리해야 하는지 살펴보고 몸의 회복을 돕기 위해 어떤 운동을 해야 하는지 자세히 알아보자.

● 수술 당일

수술 시간은 2시간 정도이며, 회복실에서 의식이 깨어난 후 병실로 이동한다. 식사와 가벼운 활동은 수술한 날 저녁부터 가능하다. 첫날은 마취약으로 인해 어지럼증, 울렁거림, 경미한 두통 등이 나타날 수 있으나 다음 날이면 대부분 퇴원이 가능할 정도로 회복된다.

회복 경과에 따라 퇴원 일자가 결정되는데 절제술과 재건술을 동시에 받으면 입원 기간이 조금 더 길어질 수 있다. 수술 후 일상 생활에 제한은 없다. 단, 수술 직후에는 수술한 쪽 팔을 많이 움직여서는 안 된다. 림프 부종이 발생할 수 있으므로 활동은 조금씩 늘려가는 것이 좋다.

● 수술 후 상처 관리

수술한 상처의 봉합사(실밥)는 수술 1~2주 이후 외래에서 제거한다. 퇴원하고 나서는 상처가 덧나지 않도록 조심해야 한다. 드물게 상처에 부종이나 발적(피부나 점막에 염증이 생겼을 때 빨갛게 부어오르는 현상), 열감, 화농성 배액물(고름) 등이 생길 수 있다. 이런 경우에는 즉시 병원을 찾아온다.

● 수술 후 배액관 관리

　수술 후에는 수술 부위에 출혈 및 림프액 등이 고이는 것을 방지하기 위해 배액관을 삽입한다. 일반적으로 배액관을 몸에 단 채 퇴원한다. 그러고 나서 다음 외래 때까지 집에서 배액량을 측정하고 기록지에 적어 병원에 가져온다. 하루에 나오는 배액물의 양이 20~50cc 미만으로 줄어들면 배액관을 제거한다. 가끔 배액관이 빠지거나 막힐 수 있는데 이때 빨리 유방암센터나 응급실을 방문한다.

　배액관을 제거하면 수술 부위에 배액물(장액종)이 고여 부종과 불편감이 생길 수 있다. 이런 증상이 생기면 외래에 방문하여 주사바늘로 고인 배액물을 제거하는 처치를 받는다. 배액물은 점차 고이지 않게 되므로 너무 걱정하지 않아도 된다.

● 수술 후 증상 관리

● 통증

　수술 부위의 통증은 수술 후 1~2주 동안 가장 심하고, 시간이 지날수록 점차 줄어든다. 일반적으로 겨드랑이와 유방을 절제한 부위, 가슴 옆 부분, 팔 안쪽 부위가 저리고 콕콕 쑤시며 시리다. 수개월이 지나면 통증은 점차 사라진다. 그러나 간헐적으로 저리고 콕콕 쑤실 수 있고, 수년간 통증이 나타나거나 저리고 쿡쿡 쑤시는 증상이 지속되기도 한다.

● 둔한 감각증

수술한 가슴과 팔 안쪽의 감각이 둔하게 느껴질 수 있다. 이런 증상은 꽤 오랫동안 지속되기도 한다. 간혹 수술 부위를 중심으로 뜨거운 찜질을 하거나 뜸을 뜨고 온열치료를 시행하는 경우가 있는데, 수술 후에는 열을 감지하는 감각이 떨어져 오래 놔두면 화상을 입을 수 있으므로 피하는 것이 좋다.

● 당김 증상

수술 상처 주위가 당기는 느낌이 들 수 있지만 6개월 정도 지나면 점차 완화된다. 팔 운동과 마사지, 스트레칭을 지속적으로 실시하면 움직일 때 불편한 느낌이 줄어든다.

● 팔과 목, 어깨, 등의 불편감

수술 후에는 팔을 움직일 때 아프고 당기는 느낌이 있어 상체의 움직임이 부자연스러워진다. 그렇다고 팔을 2~3개월 이상 움직이지 않으면 팔뿐 아니라 목, 어깨, 등 근육과 관절에 장애가 나타날 수 있다.

팔이 잘 움직여지지 않더라도 수술 2~3일 후부터는 운동을 시작하는 것이 좋다. 가능한 운동 범위를 크게 하면서 팔과 어깨 운동을 천천히 지속적으로 실시하면 회복에 도움이

되고 불편한 느낌이 완화된다. 수술 후 3개월 정도가 지나면 팔을 예전처럼 움직일 수 있다.

● 유방암 수술 후 운동

수술을 받고 2~3일 후부터 운동을 시작한다. 처음에는 무리하지 말고, 하루에 3~4회로 나눠 천천히 운동을 실시한다. 이후 점차 운동 횟수와 강도를 늘려간다. 수술 6~8주 후 상처가 완전히 회복되면 마사지를 병행한다. 절제술과 재건술을 동시에 받았다면 성형외과 주치의와 상담한 다음 운동을 시작한다.

시기	운동 방법
수술 직후	심호흡과 복식호흡을 하고 주먹을 쥐었다 폈다를 반복하여 팔에 힘을 준다.
수술 2~3일 후	팔을 들어 올릴 수 있는 정도까지만 천천히, 앞과 옆으로 올린다. 목 운동과 어깨 운동을 병행한다.
수술 1~2주 후	수술 상처가 회복되었으므로 팔을 90도 이상 움직이는 운동을 천천히 반복적으로 시행한다. 예전처럼 팔을 움직일 수 있게 될 때까지 점차 운동 범위를 늘려간다.
* 봉합사와 배액관 제거 이후	p.92~93의 '수술 1~2주가 지났을 때(봉합사와 배액관을 제거한 후) 팔 운동' 그림을 따라 양팔을 같이 운동한다. 일반적으로 수술 후 2~3개월이 되면 팔 운동이 자연스러워진다.

수술 후 시기별 운동 방법

유방암 수술 후 팔 운동

모든 운동은 동작마다 10회씩 천천히, 하루 3회 시행한다.

준비 운동

● 복식호흡

항상 운동을 시작하기 전에 시행한다. 숨을 들이쉴 때는 코로 깊이 들이마시면서 배를 불룩하게 만들고, 내쉴 때는 입으로 천천히 내뱉으면서 배가 쏙 들어가게 한다.

● 목 운동 1

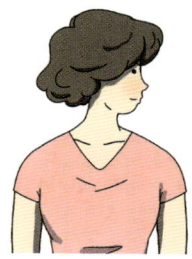 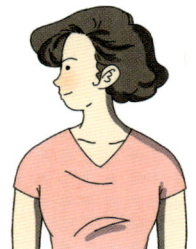

턱을 양쪽 어깨 방향으로 크게 돌린다.

● 목 운동 2

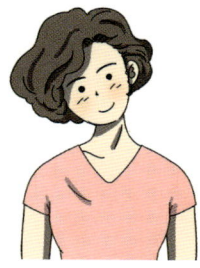 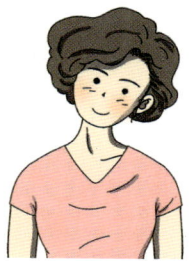

정면을 바라본 채 고개를 오른쪽 어깨 방향으로 기울인 뒤 다시 왼쪽 어깨 방향으로 기울인다. 목 근육이 퍼지는 정도를 확인하며 천천히 실시한다.

● 어깨 운동

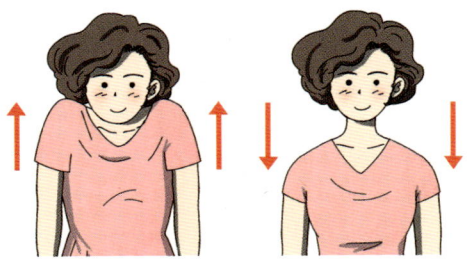

양쪽 어깨를 올렸다 내린다. 원을 그리듯 어깨를 앞에서 뒤로 돌리고 반대 방향으로도 돌린다.

수술 2~3일이 지났을 때(퇴원 후) 팔 운동

● 팔 운동 1

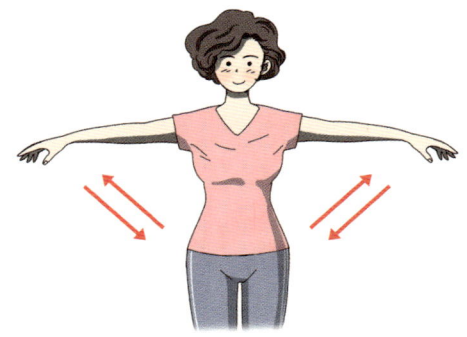

팔을 곧게 편 상태에서 그대로 어깨 높이까지 올렸다 내린다.

● 팔 운동 2

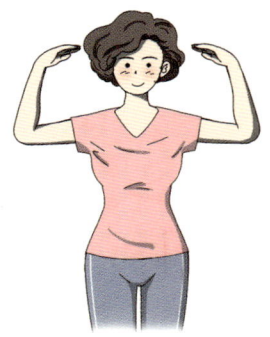

손바닥이 위를 향하도록 양팔을 어깨 높이까지 들고, 팔꿈치를 구부렸다 편다. 팔꿈치를 구부릴 때 손목도 몸 안쪽으로 굽힌다.

● 팔 운동 3

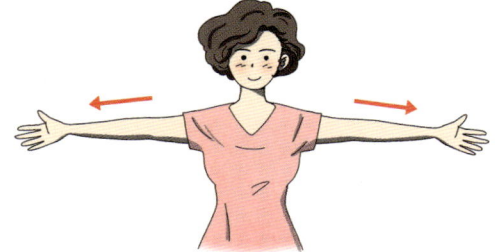

손바닥이 위를 향하도록 양팔을 어깨 높이까지 들고, 가슴을 쫙 펴면서 최대한 뒤로 양팔을 젖힌다.

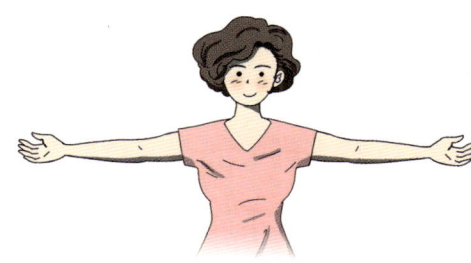

● 팔 운동 4

손바닥이 위를 향하도록 양팔을 어깨 높이까지 든다. 어깨와 팔 전체를 빨래 짜듯이 바깥쪽과 안쪽으로 돌린다. 같은 방법으로 반대 방향도 시행한다.

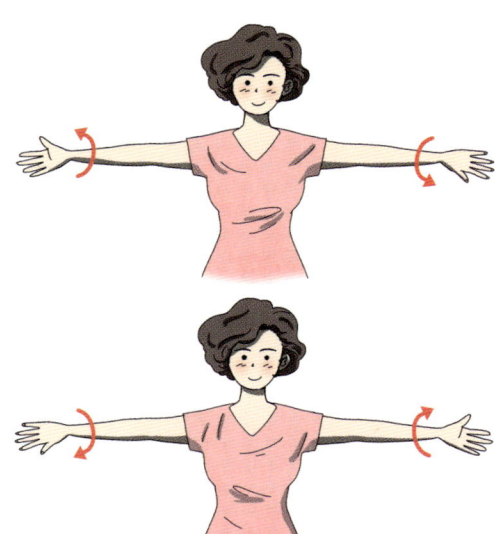

수술 1~2주가 지났을 때(봉합사와 배액관을 제거한 후) 팔 운동

● 팔 운동 1

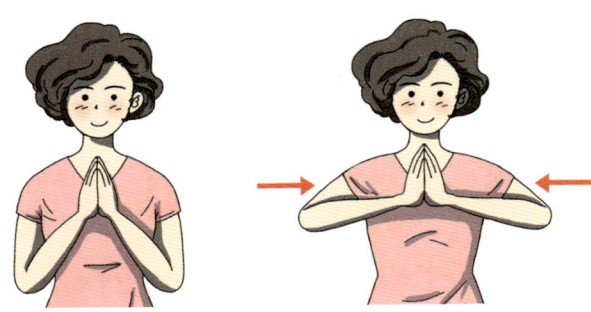

양쪽 손바닥을 맞댄다. 양팔을 일직선으로 들어 바닥과 수평이 되게 한 후 팔에 힘을 주면서 손바닥을 힘껏 민다.

● 팔 운동 2

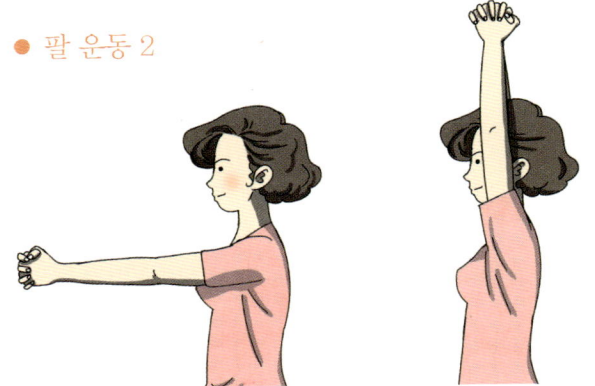

양손을 깍지 끼고, 팔꿈치를 곧게 편다. 그대로 팔을 머리 위로 들어 만세 동작을 한다.

● 팔 운동 3

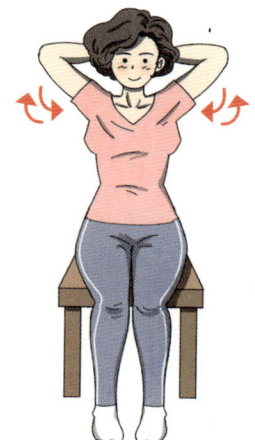

양손을 머리 뒤에서 깍지 끼고, 팔꿈치를 가운데로 모으면서 고개를 숙인다. 고개를 들면서 양쪽 팔꿈치를 좌우로 벌린다.

● 팔 운동 4

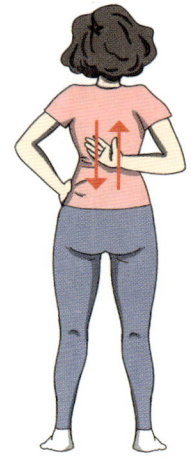

수술한 팔을 등 뒤로 굽혀 든다. 팔을 어깨 쪽으로 올렸다 내린다.

● 팔 운동 5

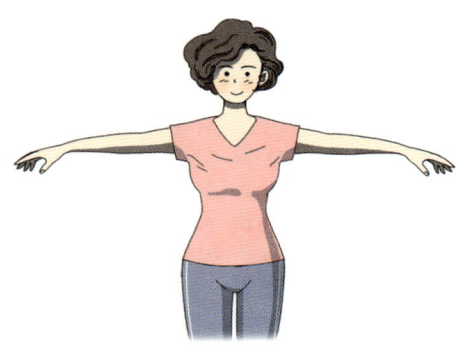
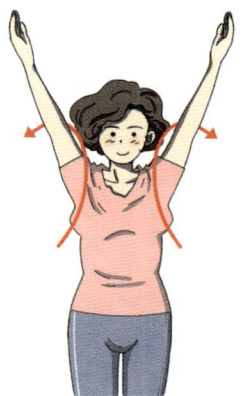

양팔을 곧게 편 상태에서 안쪽에서 바깥쪽으로 큰 원을 그린다. 같은 방법으로 바깥쪽에서 안쪽으로 큰 원을 그린다.

유방암 수술 후 마사지

마사지는 수술을 받고 나서 6~8주가 지나, 상처가 완전히 회복되면 실시한다. 수술 부위의 통증과 당김 증상이 있을 때마다 수시로 수술한 쪽의 가슴과 겨드랑이를 문지르듯이 부드럽게 마사지한다.

림프액 순환에 도움을 주는 마사지

- 마사지 1

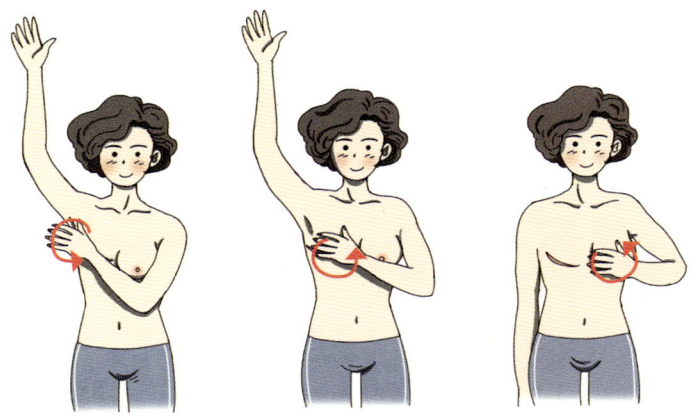

수술한 쪽의 겨드랑이부터 정상 겨드랑이까지 원을 그리며 마사지한다.

● 마사지 2

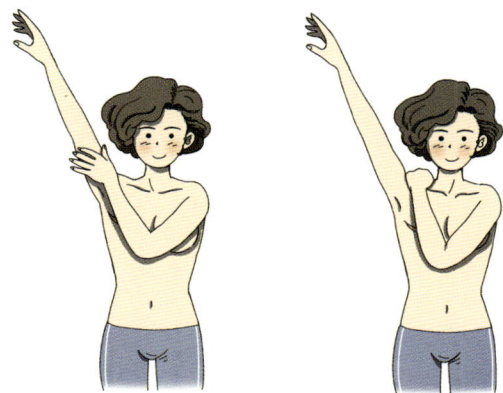

수술한 쪽의 팔을 들어 올린다. 반대편 손바닥으로 수술한 팔의 겨드랑이와 어깨를 가볍게 주무른다.

● 마사지 3

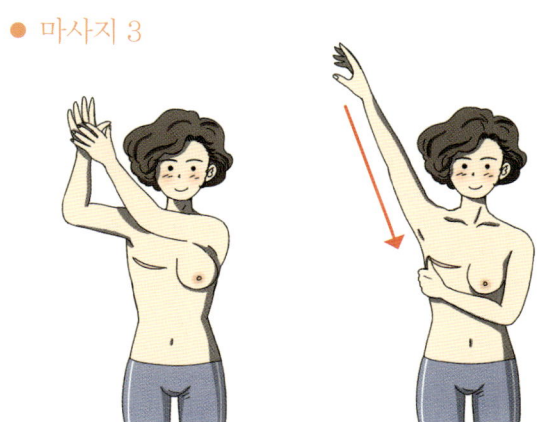

수술한 쪽의 팔을 들어 올린다. 반대편 손바닥으로 수술한 팔의 손바닥에서 겨드랑이까지 쓸어내린다.

인조유방에 대해 알아보자

유방부분절제술의 시행률이 증가하고 있다고 해도 현재 유방암 진단을 받는 환자들의 30~40%는 유방전절제술을 받고 있다. 이중 40% 정도는 유방재건술(유방복원성형술)을 받지만 나머지는 인조유방으로 정서적·심리적 부담감을 줄이는 데 도움을 받고 있다.

인조유방은 대부분 실리콘 재질이며 실제 유방과 모양, 감촉이 흡사한 의료 보조기구다. 유방전절제술을 받은 이후 외적으로 발생할 수 있는 신체적 변화를 보다 쉽게 보완해준다.

특히 절제하지 않은 유방이 큰 경우에는 신체적 불균형으로 인해 어깨, 척추에 근골격계 질환이 발생할 수 있다. 이때 인조유방이 양쪽 유방의 무게를 맞추고 균형을 잡아주어 근골격계 질환을 예방하는 데 도움을 준다.

● 인조유방의 분류

재질이나 모양, 무게, 이용 방식에 따라 인조유방의 종류는 다양하다. 실리콘 재질이 가장 많고, 모양은 대칭형과 비대칭형으로 나눌 수 있다.

속옷에 넣어 사용하는 삽입형과 피부에 붙여 사용하는 부착형으로도 분류한다. 보통 유방전절제술을 한 경우에는 삽입형 인조유방을 사용하고, 유방부분절제술을 한 경우에는 부착형 인조유방을 사용한다.

● 인조유방 착용 방법

먼저 사이즈가 잘 맞는 편안한 브래지어를 선택한다. 와이어가 없으면서 일반 속옷보다 넓어서 겨드랑이를 모두 감싸고, 조이지 않아야 한다. 브래지어를 입었을 때 어깨도 눌리지 않고 편안한 것이 좋다. 가슴선이 밀착되어 안정적이어야 하며 면 재질이어야 한다.

삽입형 인조유방은 안쪽에 큰 주머니가 달린 브래지어에 넣어 사용한다. 부착형 인조유방은 별도의 접착제 없이 피부에 직접 붙이므로 사용이 편리하고 그 위에 일반 브래지어를 입을 수도 있다.

● 인조유방을 선택할 때 고려할 사항

인조유방은 모양, 무게, 촉감, 이용 방식에 따라 매우 다양한 제품이 여러 회사에서 나오고 있다. 그러니 반드시 제품들을 비교한 후 입어보고 착용감을 확인한다. 일주일 동안 착용해보고, 예상하지 못했던 불편한 점이 있다면 일주일 안에 교환이나 반품을 한다. 인조유방을 선택할 때는 다음과 같은 사항들을 자세히 살펴보는 것이 좋다.

● 수술 상처의 회복 여부

수술 후 6~8주는 지나야 상처가 회복되므로 그 이후부터 인조유방을 사용한다.

● 착용 목적

일상생활을 할 때 착용할 것인지, 운동을 할 때만 착용할 것인지를 고려해야 한다. 운동을 할 때는 매우 가볍고 자극이 적은 인조유방이 좋다. 수영을 할 때 착용할 수 있는 제품도 있다.

● 앞으로의 체중 변화

체중에 따라 유방의 크기가 달라질 수 있다. 수술 이후 체중이 증가했는지, 다시 감량할 계획인지에 따라 인조유방을 선택해야 한다.

● 세척 및 보관의 편리성

대개 인조유방은 1~2일마다 중성 세제를 이용해 찬물에 세척하고 자연 건조한다.

● 사용 연한과 A/S

일반적으로 평균 3~5년 동안 사용할 수 있으며, 1년간 A/S가 가능하다.

● 적정한 가격

종류마다 다양하지만 현재는 30~40만 원대의 제품이 많다. 가격이 그 이상이거나 이하라면 재질이 다르거나 사용 연한에 차이가 날 수 있다.

● 전문 상담자

상담자의 경험이 많을수록 환자에게 맞는 적절한 인조유방을 선택해줄 가능성이 높다. 전문 상담자와 함께 직접 착용해보고 인조유방을 비교한다.

  너무 무겁지 않은지, 또는 너무 가볍지 않은지 살펴보자. 심하게 가슴을 조이지 않는지, 전반적으로 편안한지, 인조유방을 브래지어에 삽입하거나 피부에 부착했을 때 늘어지지 않고 탄탄한 느낌이 드는지, 양쪽 가슴의 모양이 비슷한지, 촉감은 적당한지 등도 확인한다.

● 인조유방 관리법

- 외피를 싸고 있는 비닐이 손상되면 인조유방이 폐기될 수 있다.
- 날카로운 물건으로 상처를 내면 안 된다. 손톱은 항상 날카롭지 않게 관리하고 반지, 목걸이, 브로치 등을 착용했을 때는 특히 주의한다.
- 인조유방에 향수나 보디미스트를 뿌리지 않는다. 보디로션 등의 화장품이 닿는 것도 최대한 피한다.
- 절대로 뜨거운 곳이나 화기 근처에 두지 않는다. 더운 방바닥이나 직사광선이 닿는 곳, 뜨거운 물도 조심해야 한다.
- 락스나 알칼리성 비누, 알코올 등으로 직접 세척하지 않는다.
- 세척을 할 때는 샴푸나 린스 등의 중성 세제를 이용해야 한다.
- 항상 찬물에 헹구고, 부드러운 수건으로 닦아 자연 건조한다.
- 인조유방을 세척한 뒤에는 물기가 완전히 없을 때까지 바짝 말린다.
- 여름철이나 운동을 한 이후 땀이 배면 바로 세척한다.
- 인조유방을 착용하고 수영을 했으면 가능한 빠른 시간 안에 염소로 소독된 물을 씻어낸다.
- 사용하지 않을 때는 제품 케이스에 넣어 변형되는 것을 예방한다.

유방암의 방사선치료

수술로 암을 제거한 후에는 절개한 주변부에 방사선을 쏘여 혹시 남아 있을지 모르는 암세포를 죽인다. 이것이 방사선치료다. 방사선치료는 통원하면서 간단하게 받을 수 있어서 일상생활을 하는 데 큰 지장이 없다. 아프지 않고 후유증도 없는 매우 안전한 치료법이라고 할 수 있다.

방사선, 두려워하지 말자

다양한 암에 방사선치료가 사용되고 있지만 방사선이라고 하면 여전히 '인체에 해롭다'는 이미지를 떠올린다. 그러나 의료 목적의 방사선은 목표로 하는 부위에만 쏘여지고 신체에 남지 않기 때문에 두려워할 필요가 없다. 방사선치료는 통증이나 후유증이 없고 심각한 부작용이 드문 매우 안전한 치료법이며, 유방암은 현재 국내에서 방사선치료가 가장 많이 시행되고 있는 암 종류다.

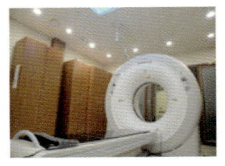 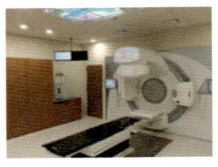 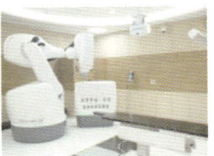

CT 시뮬레이터　　　　선형가속기　　　　로보틱 IMRT

방사선치료에 사용되는 장비

보통 유방절제술로 눈에 보이는 종양을 제거한 다음 방사선치료로 종양 주변에 흩어져 있는 눈에 보이지 않는 암세포들을 죽인다. 방사선치료는 수술 부위의 상처가 회복된 이후에 시작하는데 일반적으로 수술 후 6주 이내에 시작된다. 항암약물치료를 하는 경우에는 항암약물치료가 끝난 뒤 방사선치료를 시작한다.

● 방사선치료가 필요한 경우
- 유방부분절제술을 시행한 거의 모든 환자
- 유방전절제술을 받았어도 재발 가능성이 높은 경우
- 수술 전 항암약물치료를 받은 경우
- 유방암을 치료한 후 국소 재발이 되었을 때 수술이 어렵거나 수술 후에도 재발 가능성이 높은 경우

방사선치료를 받는 기간

방사선치료는 입원하지 않고 통원하며 받는다. 유방 전체에 방사선 조사를 받는 경우에는 매일 5분, 주 5회 치료를 원칙으로 하고 병기 및 신체 구조에 따라 3~4주 정도 진행한다. 부분적으로 유방에 방사선 조사를 받는 경우에는 1회에 20분, 주 3회 치료로 총 1.5주(5회) 정도 진행한다. 방사선을 쬐는 전체 양은 같지만 한 번에 방사선을 얼마만큼씩 조사하느냐에 따라 치료 기간이 달라진다.

● 유방부분절제술(유방보존술)을 받은 환자

유방 전체에 3주간 방사선치료를 한 후 종양 주변에 1주 더 치료를 해서 총 4주에 걸쳐 끝내는 방법이 있고, 유방과 종양 주변을 동시에 치료해 3주로 단축하는 방법도 있다. 절제한 유방 부위의 재발률이 극히 낮을 것으로 예상되는 일부 환자는 선택적으로 종양 주변만 치료해서 1.5주에 방사선치료를 끝낼 수 있다.

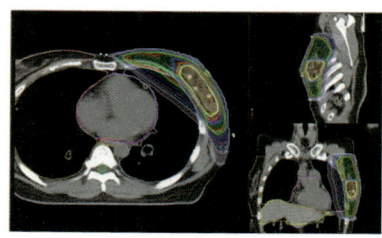

유방부분절제술을 받은 환자에게 시행한 방사선치료

● 유방전절제술을 받은 환자

종양 주변만 따로 방사선치료를 추가할 필요가 없기 때문에 유방부분절제술을 받은 환자보다 치료 기간이 짧다. 유방 전체에 총 3주간 치료한다.

● 전이성 유방암 환자

유방암에서 흔히 볼 수 있는 전이성 암은 골 및 뇌 전이암이다. 골 전이가 있는 경우, 방사선치료를 통해 통증을 완화시키고 골절을 예방하는 효과를 얻을 수 있다. 뇌 전이가 있는 경우에는 뇌압 상승으로 인한 두통과 신경장애를 예방할 수 있다. 유방암의 골 전이는 특히 방사선치료에 잘 반응한다. 한 부위가 치료된 이후에 계속 다른 부위에 골 전이가 나타날 수 있는데 그럴 때마다 방사선치료가 도움이 된다.

어떤 과정을 거쳐 방사선치료를 받을까?

방사선치료는 여러 번에 걸쳐 나누어 시행되기 때문에 매번 같은 부위에 정밀하게 방사선이 조사되어야 한다. 그래서 실제 치료를 실시하기 전에 모의 치료를 한다. 이후에 방사선치료 계획을 위

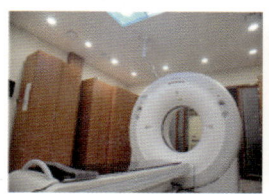
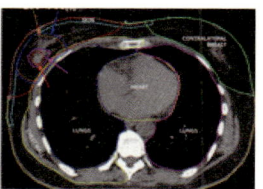

모의 치료   정밀한 치료 표적 정의

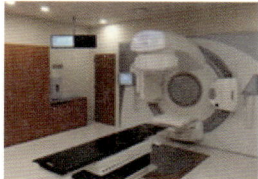
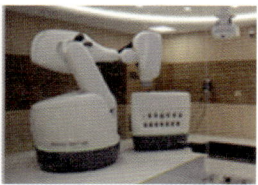

방사선치료

방사선치료의 과정

한 전용 프로그램을 이용한다. 유방 주변의 폐나 심장, 수술하지 않은 정상 유방에 방사선이 들어가지 않고 치료하고자 하는 범위 안에만 방사선이 고르게 들어갈 수 있도록 컴퓨터로 치료 계획 과정을 거친 다음 실제 치료를 시작한다.

> **TIP** 방사선치료를 받으면서 일상적인 생활이 가능할까?
>
> 방사선치료를 받았다고 환자가 방사능을 갖는 것은 아니므로 따로 격리할 필요가 없다. 정상적으로 일상생활을 즐기면 된다.
> 다만, 방사선치료를 받는 중에는 유방에 부종이나 불편감이 나타날 수 있고, 유방 주변에 근육통이 나타나거나 수술 절개 부위에 통증을 느낄 수 있으며, 피로감이 발생할 수도 있다. 그러나 일상생활에 지장을 줄 정도는 아니다. 방사선치료 중에는 균형 잡힌 식사를 하면서 충분히 쉬고 수면을 취해야 한다. 치료 부위에 온찜질이나 냉찜질하는 것은 피하고, 직사광선을 쪼이지 않도록 주의하면 된다.

새로운 방사선치료 기법

● **세기 조절 방사선치료**

치료하려는 부위에 조사되는 선량(방사선양)은 증가시키고 정상 조직에 조사되는 선량을 감소시키는 장점이

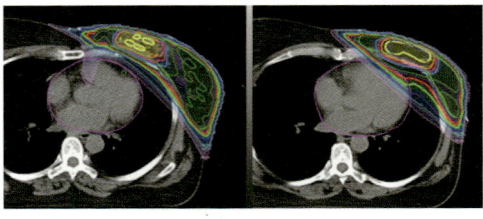

세기 조절 방사선치료

있다. 유방부분절제술을 받은 환자에게 시행되는 방사선치료는 유방 전체에 고르게 선량을 조사하는 것이 중요하다. 특히 유방의 크기가 큰 경우에는 방사선으로 인해 열점이 발생하여 미용적으로 좋지 않는 결과를 초래하기도 하는데, 이때 세기 조절 방사선치료를 받으면 열점이 생기는 것을 막을 수 있다.

● **부분 유방 방사선치료(체부 정위 방사선 조사)**

유방부분절제술을 받고 재발의 위험이 적은 극히 일부의 환자에게 선택적으로 부분 유방 방사선치료가 가능하다. 수술 부위에만 국소적으로 방사선을 조사해, 방사선이 닿는 체적(부

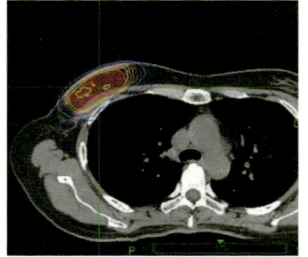

체부 정위 방사선 조사를 이용한
부분 유방 방사선치료

피)을 감소시킬 수 있다. 특히 방사선에 조사되는 심장의 체적을 감소시켜 심장 독성을 줄이는 데 도움이 된다.

● 심장의 방사선 조사량을 감소시키기 위한 방사선치료

유방암의 수술 부위와 심장은 해부학적으로 가깝다. 그렇기 때문에 방사선치료를 할 때 심장 일부에도 방사선이 조사될 수 있다. 이때 심장 독성을 최소화하기 위해 호흡 조절, 자세 변형 등 다양한 방사선 조사 기법들이 사용되고 있다.

환자에게 자가 호흡량 평가 장치(예: 앱체스Abches)를 적용하는 경우에는 방사선치료를 할 때마다 일정한 양의 들숨을 유지하도록 만들 수 있다. 앱체스는 환자의 들숨 양에 따라 달라지

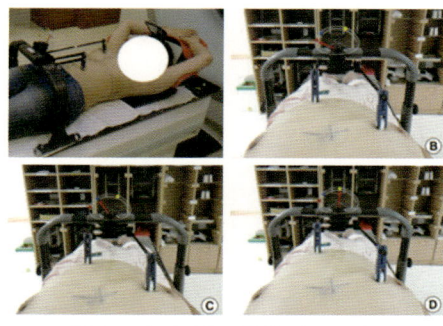

호흡 조절 기법을 이용한 방사선치료

는 흉곽의 팽창 정도를 탐지하여, 일정한 수치의 눈금 형태로 보여준다. 깊은 들숨 정지 상태(Deep-inspiration Breath Hold) 또는 얕은 호흡 상태에 따라 방사선치료를 시행하는 경우, 폐의 용적을 팽창시킴으로써 유방에 방사선을 조사할 때 심장에 들어가는 방사선량을 효과적으로 줄일 수 있다.

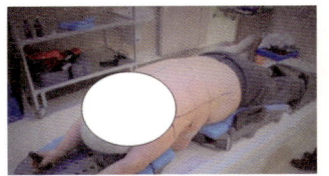
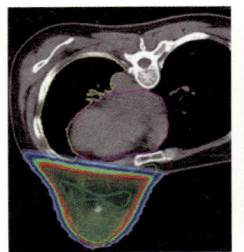
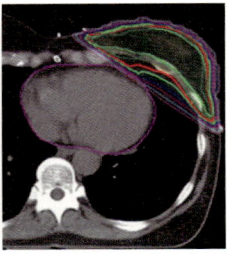

엎드린 자세 기법을 이용한
전 유방 방사선치료

엎드린 자세에서 동일 부위에 방사선을 조사하면 누운 자세에 비해 주변의 심장, 폐에 닿는 방사선 조사량을 줄일 수 있다
(좌) 엎드린 자세로 찍은 설계용 CT 사진 및 방사선치료 범위
(우) 누운 자세로 찍은 설계용 CT 사진 및 방사선치료 범위

방사선치료는 어떤 부작용이 있나

일반적으로 방사선치료를 받고 나면 약간 피곤할 수 있다. 그러나 별다른 부작용은 없다. 방사선치료 기간이 길면 방사선의 영향으로 피부 색깔이 약간 변하지만 대부분 한 달 이내에 평소처럼 회복된다. 피부에 종양이 재발할 확률이 높은 경우에는 의도적으로 피부에 들어가는 방사선의 양을 늘리는데, 피부가 예민하면 붉어지며 쓰라릴 수 있다. 그러나 역시 치료 후 정상으로 회복된다.

한 가지 주의가 필요한 점은 심장 부작용이다. 방사선치료 중 불필요한 방사선이 심장에 많이 노출되면 급성 심근경색과 같은 심장 부작용이 발생할 수 있다. 방사선치료를 받기 전에 심근경색 등의 심장 질환 과거력이 있다면 방사선종양학과 전문의에게 알려 면밀한 진찰을 받는다.

하지만 방사선치료 기계와 소프트웨어, 방사선종양학과 전문의의 기술이 나날이 발전하고 있어 심장과 폐로 불필요하게 방사선이 노출되는 양이 줄어들고 있다. 방사선치료의 부작용을 크게 걱정할 필요는 없다.

● 급성 부작용

● 피부 부작용

대부분은 피부 부작용이 없지만 일부에서 피부 성질에 따라 치료 기간 후반에 방사선이 조사되는 피부가 약간 그을린 듯 붉게 변할 수 있다. 그러나 대개 방사선치료를 마치면 피부색도 예전처럼 호전된다.

● 피로함

일부 환자들은 방사선치료를 받고 난 다음 피곤함을 느낄 수 있지만 대부분 치료 후 점차 컨디션이 좋아진다.

● 만성 부작용

● 팔 림프 부종

일반적인 방사선치료로는 림프 부종이 생길 확률이 증가하지 않는다. 그러나 겨드랑이 림프절제거술을 받았을 때 제거한 림프절의 개수가 많을수록, 림프절에 조사되는 범위가 넓을수록 림프 부종이 생길 위험도가 높아진다. 림프 부종은 약 3~10%의 확률로 나타날 수 있다.

● 방사선폐렴

마른기침(가래가 나오지 않는 기침)이 나타날 수 있다. 기존에 폐 질환이 있을수록, 폐에 조사되는 방사선의 양이 많을수록 방사선폐렴의 위험성이 증가한다. 방사선을 조사하는 방식과 기법에 따라 1~10% 정도의 환자에게서 방사선폐렴이 발생할 수 있다. 그러나 연세암병원에서 치료받은 환자의 방사선폐렴 발생률은 최근 1% 미만으로, 극히 일부에서만 나타나고 있다.

유방암의 항암약물치료

항암약물치료는 조기 유방암의 경우 수술 후에도 미세하게 남아 있을 암세포를 제거해, 암 재발률을 낮추고 생존율을 높이기 위해 필요하다. 유방암세포는 다른 암세포와 달리 여성호르몬에 자극을 받는다. 그래서 유방암은 호르몬 수용체가 있는지, 아닌지에 따라 항암약물치료 계획이 달라진다.

항암약물치료를 꼭 받아야 할까?

대부분 수술로 유방암을 제거하고 나면 항암약물치료를 권유받는다. 수술로 눈에 보이는 암을 떼어냈지만 눈에 보이지 않는 암세포들이 몸 전체에 퍼져 있을 수 있으므로 항암제를 투여한다. 수술 후 눈에 보이지 않지만 남아 있을지 모르는 암세포들을 죽여야 하기 때문이다.

많은 유방암 환자들이 항암약물치료를 권유받으면 부작용부터 걱정한다. 실제로 항암약물치료를 받으면 흔히 알려져 있듯이 머리카락이 빠지고 구토나 메스꺼움 같은 증상이 나타날 수 있다. 설사를 하거나 입안이 헐기도 한다. 항암제가 암세포뿐 아니라 골수 세포들을 같이 죽여서 백혈구와 혈소판이 감소해 이차 감염이나 출혈이 나타나기도 한다.

하지만 부작용에도 불구하고 항암제는 암 재발의 위험성을 감소시키기 때문에 유방암 환자에게 매우 중요하다. 현재 유방암 항암 약물치료만을 전문으로 하는 종양내과 전문의들이 항암제의 부작용을 줄이면서 재발의 위험성을 감소시키기 위해 노력하고 있다. 그러니 항암제의 부작용에 대한 두려움을 극복하고 적극적으로 치료에 나서길 바란다.

현재 조기 유방암 치료에 사용되는 중요한 항암제는 아드리아마이신(Adriamycin), 탁솔(Taxol), 탁소텔(Taxotere) 등이며, 표적치료제인 허셉틴(Herceptin)도 좋은 효과를 거두고 있다. 환자 본인이 국제적으로 시행되고 있는 유방암 치료의 임상 시험들에 참여할 수 있는 경우라면 주치의와 상담 후 참여하는 것도 고려해보자.

항암약물치료를 받는 기간과 과정

● 수술 전 항암약물치료(선행 항암약물치료)

일반적으로는 수술을 받고 나서 항암약물치료를 시작하지만 수술 전에 항암약물치료를 진행하기도 한다. 수술 전이나 수술 후의 항암약물치료는 재발률이나 완치율 측면에서 치료 효과에 차이가 없다. 다만 항암제를 수술 전에 투여해서 유방부분절제술을 도모할 수 있을 것 같은 경우에는 수술 전 항암약물치료의 대상 환자가 된다.

수술 전 항암약물치료와 수술 후 항암약물치료에 사용되는 약제와 치료 기간은 동일할 수 있다. 수술 전 항암약물치료를 받는 환자는 마지막 항암약물치료를 받고 3~4주 후에 유방암 수술을 받는다. 수술을 받고 나서는 항암약물치료를 받지 않는다. 수술로 떼어낸 조직에서 종양이 나오지 않으면 '병리학적 관해(완화)가 되었다'라고 보는데, 재발률이 매우 낮은 것으로 알려져 있다. 특히 HER2 양성 유방암이나 삼중 음성 유방암은 병리학적 관해에 도달하는 것이 재발률을 낮추며 전체 생존율을 높인다고 잘 알려져 있기 때문에 수술로 유방암을 떼어내기 전에 항암약물치료를 한다.

수술 전 항암약물치료는 병기를 낮추기 위해서도 실시한다. 항암약물치료로 병기가 낮아지면 유방전절제술 대신 유방부분절제술이 가능해지고, 림프 부종과 같은 수술 이후에 나타나는 부작용을 줄일 수 있다.

● **수술 후 항암약물치료**

유방암은 대부분 초기에 발견되는 경우가 많고, 위나 폐 등의 내부 장기보다 수술하기 편한 부위라서 수술로 눈에 보이는 암을 완전히 제거할 수 있다. 하지만 수술이 잘 끝나도 시간이 지나면 일부 환자에게서는 암이 재발한다. 눈에 보이는 암은 떼어냈지만 눈에 보이지 않는 미세 전이 암세포가 몸속 어딘가에 남아 있다가 다시 자라날 수 있기 때문이다.

수술 후에 항암약물치료를 하는 것은 숨어 있는 미세 전이 암세포를 제거해 재발률을 줄이기 위해서다. 병기가 높을수록 재발률이 높고, 호르몬 수용체 양성 유방암보다는 HER2 양성 유방암이나 삼중 음성 유방암의 재발률이 더 높다. 일반적으로 항암약물치료 여부 및 항암제의 종류는 유방암을 떼어내는 수술 후 병기와 호르몬 수용체 그리고 HER2 상태에 따라 결정된다.

● 호르몬 수용체 양성 유방암, HER2 음성 조기 유방암

호르몬 수용체 양성 유방암, HER2 음성 조기 유방암의 경우에는 국소 림프절에 전이가 없고 종양의 크기가 0.5cm 이하

일 때 일반적으로 항암약물치료를 권유하지 않고 항호르몬치료만 진행한다. 종양의 크기가 0.5cm 이상일 때는 온코타입 디엑스라는 검사를 진행해 항암약물치료 여부를 결정할 수 있다. 만일 온코타입 디엑스 검사가 어려운 경우에는 액와 림프절 전이 유무, 종양의 크기, 호르몬 수용체의 발현 정도, 암의 분화도, 암세포의 증식성, 환자의 나이 및 동반 질환의 유무, 선호도 등의 임상적·병리학적 요소들을 고려하여 치료법을 결정한다.

항암약물치료는 일반적으로 AC요법(아드리아마이신, 사이클로포스파마이드)을 3주 간격으로 4회 시행하거나 암이 진행된 경우에는 여기에 추가적으로 세포 분열을 억제하는 탁산 계열(파클리탁셀 또는 도세탁셀)의 항암제를 4회 투여한다. AC요법은 20~30분 정도 정맥을 통해 약물을 투입한 뒤 귀가하고, 탁산 계열의 항암제는 약물을 투입하는 데 2~3시간 정도 소요된다.

온코타입 디엑스(Oncotype Dx®) 검사

최근에는 온코타입 디엑스(Oncotype Dx®)라는 검사법이 도입되었다. 유방암 환자의 유전체를 분석해 재발을 예측할 수 있는 검사법이다. 호르몬 수용체 양성 유방암, HER2 음성인 유방암 환자의 경우에는 온코타입 디엑스 검사를 통해 재발률을 예측하고, 그에 따라 항암약물치료 여부를 결정하고 있다. 특히 최근에 호르몬 수용체 양성, 림프절 전이 음성으로 진단받은 조기 유방암 환자들에게 적합한 검사 방법이다.

온코타입 디엑스는 수술로 떼어낸 조직을 이용해서 21개의 유전자 패턴을 분석한다. 유방암의 10년 원격 전이 재발률과 항암약물치료의 효과를 비교적 정확히 예측할 수 있어, 이에 맞춰 항암약물치료가 필요한지 여부를 결정할 수 있다.

Q 온코타입 디엑스 검사를 통해 무엇을 알 수 있나요?

A 재발 척도(RS; Recurrence Score)를 0~100 사이의 숫자로 알려준다. RS가 낮으면 항암약물치료 효과가 낮아서 항호르몬치료만 권유되고, 반대로 RS가 높으면 재발률이 높고 항암약물치료의 효과가 크므로 항암약물치료와 항호르몬치료 모두 권유된다.

Q 온코타입 디엑스 검사는 신뢰할 수 있는 검사인가요?

A 온코타입 디엑스는 총 4,000명 이상의 환자를 대상으로 다양한 임상 실험을 통해 정확성과 일관성이 입증된 검사다. 국제 진료 지침인 미국임상종양학회와 미국종합암네트워크 가이드라인에서 권고하는 검사법이며, 미국임상종양학회는 2007년에 호르몬 수용체 양성, 림프절 전이 음성 유방암 환자의 치료법을 검토하는 데 온코타입 디엑스 검사를 권고하도록 공식 발표를 했다.

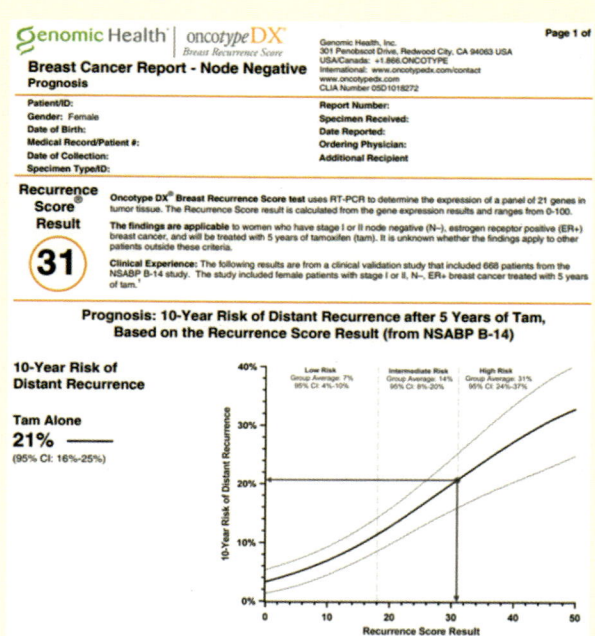

온코타입 디엑스 검사 결과지

Q 온코타입 디엑스는 어떻게 검사가 진행되나요?

A 온코타입 디엑스는 수술로 제거한 종양조직의 일부를 이용해 검사한다. 그래서 검사를 위한 추가적인 수술이 필요 없다는 장점이 있다. 먼저 온코타입 디엑스 검사를 실시하는 여부가 결정되어야 한다. 검사를 할 때 병원에서 종양조직의 샘플을 받아 미국으로 보내 검사를 시행한다. 결과가 나오기까지는 대략 2주 정도 소요된다.

● **HER2 양성 조기 유방암**

호르몬 수용체와 상관없이 HER2 양성 조기 유방암일 때 국소 림프절 전이 여부와 상관없이 종양의 크기가 1cm 이상인 경우라면 보조 항암약물치료와 허셉틴치료가 권장된다. 항암약물치료는 AC요법과 탁산 계열의 항암제가 사용된다. 국소 림프절 전이가 없으면 AC요법만 시행하기도 한다.

허셉틴치료는 일반적으로 항암약물치료가 끝난 후에 시작하거나 탁산 계열의 항암제와 함께 치료를 시작해서 3주 간격으로 1년 동안 투약한다. 허셉틴은 정맥 주사를 통해서만 투약이 가능했지만 최근에는 피하 주사 방식으로 대체할 수 있게 되어 좀 더 편하게 투약할 수 있게 되었다.

하지만 국소 림프절 전이가 없고 종양이 1cm 미만인 경우에는 허셉틴치료가 암 재발 방지에 도움이 된다는 확실한 증거가 없어서 허셉틴을 투여하지 않는다.

● **삼중 음성 유방암**

삼중 음성 유방암은 국소 림프절 전이 여부와 상관없이 종양의 크기가 1cm 이상이면 일반적으로 항암약물치료를 권장한다. 삼중 음성 유방암은 종양의 크기가 1cm 이하로 작더라도 앞에서 언급한 임상적·병리학적 여러 요인을 고려해 항암약물치료를 진행할 수도 있다. 항암약물치료는 보통 호르몬 수용체 양성 유방암에서 사용하는 항암제와 동일한 것을 사용한다.

대표적인 항암제의 작용 기전과 부작용

앞서 말했듯 항암약물치료는 수술로 암덩어리를 잘라낸 뒤에도 몸에 남아 있는 미세한 암세포들을 제거해 재발을 방지하거나 수술 전에 병기를 낮추기 위해 실시한다. 유방암 치료에 사용되는 항암제는 경우에 따라, 환자에게 맞게 선택해야 한다.

대표적인 유방암 항암제들이 어떤 원리로 암세포의 증식을 억제하는지, 각각의 부작용은 무엇인지 다음의 표와 함께 살펴보자.

항암제	작용 기전	부작용
아드리아마이신 (Adriamycin)	DNA를 손상시켜 분열을 저해한다. 즉, 암세포의 증식을 억제한다.	백혈구 감소증, 저혈소판증, 오심(울렁거림), 구토, 만성심부전, 위장관궤양, 감염, 식도염, 구내염, 탈모, 피부 발진, 피부 가려움증 등
사이클로포스파마이드 (Cyclophosphamide)	활성체가 DNA와 RNA에 작용해 유전자 복사 및 단백질 합성을 저해하는 기전으로 암세포의 증식을 억제한다.	백혈구 감소증, 저혈소판증, 오심, 구토, 불규칙한 월경 주기, 손발톱 변색, 감염, 탈모, 두통 등
파클리탁셀 (Paclitaxel)	세포 분열에 관여하는 마이크로튜불(세포 골격을 이루는 구성 성분)의 분해를 억제하여 암세포의 분열을 방해한다.	주입 시 과민반응, 백혈구 감소, 말초신경병증, 구내염, 탈모 등
도세탁셀 (Docetaxel)	세포 분열에 관여하는 마이크로튜불의 분해를 억제하여 암세포 분열을 방해한다.	주입 시 과민반응, 백혈구 감소증, 구내염, 부종 등

유방암에 사용하는 대표적인 항암제

유방암 항암약물치료에 관한 Q&A

Q 머리카락이 빠지지 않는 항암제는 없나요?

유방암 수술 이후 흔히 사용하는 항암화학치료 병합요법은 CMF(사이클로포스파마이드, 메소트레세이트, 5-플루오르우라실)와 AC(아드리아마이신, 사이클로포스파마이드)가 있으며, CMF요법이 AC요법에 비해 머리카락이 덜 빠진다고 알려져 있다. CMF는 1975년 유럽을 중심으로 림프절 전이가 있는 유방암 환자에게 시행한 유방암 치료의 표준요법 약제다. 이후 유방암의 가장 강력한 항암제 중 하나인 아드리아마이신이 포함된 병용요법이 도입되기 시작했다. 아드리아마이신은 심장 독성, 탈모 등의 부작용이 있음에도 치료 효과가 우수하여 표준 치료요법으로 자리 잡게 되었다.

탁솔 계열의 항암제도 흔히 사용되는데 AC요법과 마찬가지로 머리카락이 잘 빠진다. 전이성 유방암 환자에게 사용하는 약제 중에서 할라벤 같은 약제도 대부분 머리카락이 빠지지만 주사용 항암제인 젬자와 경구용 항암제인 젤로다는 머리카락이 빠지는 정도가 상대적으로 적다고 알려져 있다. 이 외에도 표적치료제인 허셉틴이나 퍼제타, CDK 억제제인 입랜스도 머리카락이 거의 빠지지 않는다.

Q 항암약물치료를 끝내고 나면 머리카락이 다시 자라나요?

항암약물치료가 끝나면 대부분 다시 머리카락이 자란다. 그러나 새로 자란 머리카락은 기존 머리카락과 다를 수 있다. 머리카락에 힘이 없어지거나 반대로 뻣뻣해질 수 있고, 곱슬머리가 되거나 반대로 직모가 되기도 한다.

Q 머리카락이 다시 자라기까지 얼마나 걸리나요?

항암약물치료가 끝나면 두피의 모낭에 있는 세포들이 몇 주 안에 활동을 시작한다. 3~6개월이 지나면 육안으로도 확연히 머리카락이 자라난 것을 확인할 수 있다.

Q 자라기 시작한 머리카락에 염색을 해도 될까요?

염색은 가능하지만 항암약물치료가 끝난 후 6개월까지는 가능하면 염색이나 파마는 피하는 것이 좋다. 항암약물치료가 끝나고 회복하는 과정 중에는 머리카락이 항암약물치료를 하기 전보다 약해져 있기 때문에 외부 자극에 손상될 가능성이 높다. 또한 염색이나 파마에 사용되는 화학 물질은 머리카락에 손상을 줄 뿐 아니라 두피를 더 건조하고 가렵게 만들 수 있다.

유방암의 항호르몬치료

여성호르몬, 특히 에스트로겐은 유선조직세포를 증식시키고 분화시키는 작용을 한다. 그 과정에서 유방암이 재발될 수 있다. 그렇다고 모든 유방암 환자가 항호르몬치료를 받을 필요는 없다. 수술로 제거한 종양에 특수 검사를 시행해서 호르몬 수용체의 발현 정도를 측정한 다음 이를 토대로 항호르몬치료 여부를 결정한다. 즉, 호르몬 수용체 음성 유방암 환자는 항호르몬치료가 필요하지 않다.

호르몬 수용체 양성 유방암 환자는 수술 후 항호르몬치료를 받는다. 일반적으로 항암약물치료가 끝난 이후에 항호르몬 약제를 복용하기 시작한다. 항호르몬치료는 유방암의 재발을 방지하는 데 우수한 효과가 있다. 뿐만 아니라 항암약물치료가 탈모나 구토, 백혈구 감소증 같은 부작용이 있는 데 반해, 항호르몬치료는 비교적 부작용이 덜하고 치료 과정도 간단하다.

현재 대표적인 항호르몬 약제로는 타목시펜(상품명: 놀바덱스), 파레스톤(상품명: 토레미펜), 고세렐린(상품명: 졸라덱스), 레트로졸(상품명: 페마라), 아나스트로졸(상품명: 아리미덱스), 엑세메스탄(상품명: 아로마신) 등이 있다. 항호르몬 약제는 환자의 병기나 나이, 폐경 여부에 따라 처방이 다르게 결정된다. 일반적으로는 항호르몬 약제를 경구로 하루 1~2회, 약 5년간 복용한다. 최적의 항호르몬치료를 위해 다양한 연구들이 현재 진행 중이다. 앞으로 더욱 다양하고 효과적인 항호르몬 약제가 개발될 것으로 기대되고 있다.

● 놀바덱스(Nolvadex)

에스트로겐의 작용을 억제한다. 유방암 환자에게 가장 많이 투여되는 항호르몬 약제다. 하루에 20mg 용량의 약을 1회(혹은 10mg으로 2회)씩 경구로 5~10년 동안 복용한다. 놀바덱스는 호르몬 수용체 양성인 유방암 환자의 암 재발률을 30~40% 감소시키는 효과가 있다.

월경 불순과 갱년기 증상과 같은 부작용이 나타날 수 있으며, 흔하지 않지만 자궁내막비후증이 발생하기도 한다. 따라서 놀바덱스를 복용하는 동안에는 산부인과에서 최소 1년에 한 번씩 검진을 받아야 한다. 놀바덱스는 현재까지 임신 중 태아에 대한 안전성이 확립되어 있지 않으므로 임신을 고려한다면 복용하지 않는 것이 원칙이다.

● 졸라덱스(Zoladex), 루프린(Leuplin)

에스트로겐 분비를 유도하는 뇌하수체호르몬의 작용을 차단해 에스트로겐 생성을 억제하는 약제다. 주로 폐경 전의 환자에게 사용하며, 일시적으로 무월경 상태가 될 수 있다. 투약을 중단하면 대부분 월경이 다시 시작되지만 갱년기가 가까운 상태의 환자는 그대로 폐경으로 이어질 수 있다. 치료 중에 무월경 상태가 되면 일시적으로 갱년기 증상이 나타나기도 한다.

졸라덱스는 4주에 1회씩, 루프린은 3개월에 1회씩 2~5년 동안 복부 피하에 주사로 투여한다. 35세 미만의 젊은 여성, 종양의 분화도(암세포의 형태와 활동 정도)가 나쁜 경우 등 고위험군에서는 놀바덱스와 함께 사용한다.

● 페마라(Femara), 레나라(Lenara), 아리미덱스(Arimidex), 아로마신(Aromasin)

젊은 여성은 주로 난소에서 에스트로겐이 분비되지만 폐경한 여성은 주로 근육이나 지방 등의 말초조직에서 '아로마타제'라는 효소를 매개로 하여 에스트로겐이 생성된다. 페마라, 레나라, 아리미덱스, 아로마신은 아로마타제 효소를 억제해 말초조직에서 에스트로겐 생성을 억제하는 효과를 낸다. 현재까지 폐경 후의 여성에게만 효과가 입증되어 있으므로 폐경 전의 여성에게는 단독으로 사용하지 않는다. 일반적으로 매일 1알씩 경구로 복용한다.

폐경 후의 여성에게는 놀바덱스보다 치료 효과가 다소 우수한 것으로 알려져 있으며, 치료 효과를 높이기 위해 다양한 방법으로 처방될 수 있다. 놀바덱스를 2~3년간 사용한 뒤 순차적으로 투여할 수 있고, 5년간 놀바덱스로 치료한 뒤 연장치료로 투여할 수도 있다. 위와 같은 경우 모두 치료 효과가 우수하다.

물론 부작용도 있다. 약제를 복용하는 환자들 중 30~40% 정도에게서 관절 강직 및 관절통이 나타날 수 있으므로 산책이나 수영 등의 가벼운 운동과 적절한 체중 관리가 중요하다. 부작용 정도가 심하면 주치의와 상의해야 한다. 골다공증을 유발할 수도 있으므로 골밀도 감소를 개선하기 위해 꾸준히 운동을 하고 칼슘제를 복용하며, 1~2년에 한 번씩 정기적인 골밀도 검사를 받을 필요가 있다.

항호르몬치료의 부작용, 갱년기 증상의 관리

항호르몬 약제는 유방암 환자의 70% 정도에 존재하는 에스트로겐 수용체를 표적으로 한다. 호르몬이 생성되지 않게 하거나 작용하지 못하도록 유도하기 때문에 폐경 전 여성은 자연스럽게 갱년기 증상을 경험할 수 있다. 일반적인 갱년기 증상은 아래와 같다.

- 혈관운동계: 안면 홍조, 열감, 식은땀, 심장 두근거림, 두통 등
- 심혈관계: 동맥경화증, 콜레스테롤 축적, 비만, 고혈압,

당뇨 등
- 근골격계: 관절 강직, 관절통, 근육 감소, 어깨 결림, 골밀도 감소증 등
- 비뇨생식계: 질 건조증, 질염, 성교통, 빈뇨 등
- 심리·정서적 증상: 불안, 초조, 우울, 불면, 의욕 저하, 신경 쇠약 등
- 기타: 대사율 감소로 인한 체중 증가 등

일반적으로 에스트로겐 등의 여성호르몬이 함유된 약제 복용은 금기된다. 갱년기 증상을 완화시키기 위해서는 수면 시간을 규칙적으로 유지하고 고칼슘, 저지방, 저염식을 기본으로 골고루 식사하는 습관이 중요하다. 걷기, 달리기, 수영, 에어로빅, 댄스, 자전거, 산행, 요가, 스트레칭 등의 운동을 규칙적으로 땀이 날 정도로 시행하며 적절한 체중을 유지한다.

에스트로겐은 골밀도와 연관이 있으므로 1~2년에 한 번은 골밀도 검사를 시행하고, 골밀도 감소가 심할 경우 칼슘이나 비타민 D, 비스포스포네이트(Bisphosphonate) 약제를 사용할 수 있다. 칼슘과 비타민 D는 골다공증을 예방하거나 치료하여 골다공증성 골절 위험을 감소시키는 데 중요한 역할을 하므로, 평소 충분히 햇볕을 쬐고 칼슘이 풍부한 음식을 먹도록 한다.

> **TIP** 항호르몬치료 중에 식물성 에스트로겐이 풍부한 콩이나 홍삼을 먹어도 될까?
>
> 항호르몬 약제를 복용하면서 갱년기 증상이 나타나면 일반적으로 갱년기 증상 완화에 좋다고 알려진 식품 즉, 에스트로겐이 풍부한 음식을 먹어야 할지 고민하는 환자들이 많다. 에스트로겐이 갱년기 증상을 개선시키기도 하지만 반대로 유방암을 악화시킨다고도 알려져 있기 때문이다.
> 결론부터 말하자면 식물성 에스트로겐이 풍부한 콩이나 홍삼을 먹어도 유방암을 치료하는 데 해가 되지는 않는다. 식물성 에스트로겐은 체내에서 진짜 에스트로겐과 동일한 효과를 내지 못할 뿐 아니라, 식물성 에스트로겐의 섭취와 유방암에 관해서는 아직 연구로 밝혀질 부분이 많이 남아 있기 때문이다. 그러나 치료에 도움이 된다는 기대로 이와 같은 식품을 장기간 복용하는 것은 좋지 않다. 특정 음식을 먹고 암을 극복하였다는 일부의 말에 현혹되지 말고, 병원에서 받는 치료에 집중하고 여유를 갖는 것이 바람직하다.

열감이 느껴지면 몸을 시원하게 하고, 알코올이나 카페인이 들어 있는 음식을 피한다. 질 건조나 성교통이 나타날 때는 산부인과에 방문해 질 윤활제를 처방받고, 갱년기 증상이 심한 경우에는 반드시 주치의와 상담을 한다.

유방암의 표적치료

최근까지 암세포에 대한 연구가 활발히 진행되면서 암세포의 성장을 촉진하는 성장 인자들이 확인되었고, 이를 표적으로 삼는 많은 약제들이 개발되고 있다. 이것이 표적치료제다. 말 그대로 과녁에 화살을 쏘듯 암세포만을 '표적'으로 삼아 공격한다.

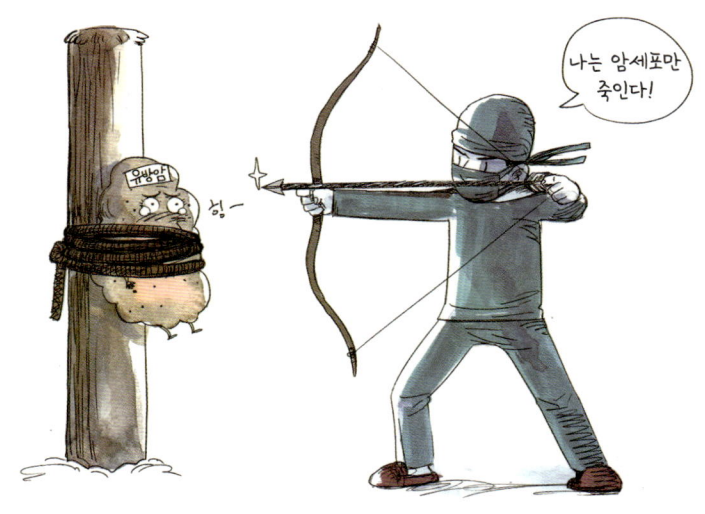

　기존의 항암약물치료제가 암세포는 물론 정상세포까지 공격하고 탈모나 구토 등의 부작용을 일으키는 것과 달리, 표적치료제는 특정 물질을 표적으로 삼기 때문에 상대적으로 부작용이 적다.

● **HER2 표적치료제**

　가장 대표적인 표적치료제는 허셉틴(Herceptin)이라는 상품명으로 널리 알려진 트라스투주맙(Trastuzumab)이다. 이 약제는 유방암 환자의 약 20%에게서 과발현하는 HER2 세포막 수용체를 표적으로 삼는 주사 약제로, HER2 양성 조기 유방암이나 진행성 또는 전이성 유방암에서 좋은 효과를 보인다.

HER2 양성인 조기 유방암 환자 중에 종양의 크기가 1cm 이상이거나 국소 림프절 양성일 경우에는 항암약물치료와 함께 허셉틴치료를 병용한다. 항암약물치료만 단독으로 사용할 때보다 암 재발률이 약 50% 낮아진다. 전이성 유방암에서도 항암약물치료와 허셉틴치료를 병용하면 항암약물치료만 단독으로 사용할 때보다 유방암의 진행이 억제된다.

최근에는 퍼제타(Pertuzumab, 상품명: Perjeta)라는 HER2 표적 신약이 나와서 조기 유방암 환자들에게 수술 전 치료제로 사용되고 있다. 또한 전이성 HER2 양성 유방암에서도 퍼제타를 허셉틴이나 다른 항암약물치료와 동시에 사용하였을 때 유방암의 진행을 억제시킨다고 확인되어 현재 퍼제타를 병합한 치료가 권고되고 있다.

트라스투주맙(Trastuzumab)을 이용한 항체 약물 복합체인 캐싸일라(T-DM1, 상품명: Kadcyla)라는 HER2 표적치료제도 있다. 허셉틴치료 및 항암약물치료에 실패한 환자에게 캐싸일라를 단독으로 사용할 때 유방암의 악화를 억제하는 효과를 낸다. 현재 허셉틴과 탁산 계열의 약제로 항암약물치료에 실패한 경우 캐싸일라를 표준 치료제로 사용한다.

안트라사이클린 계열, 탁산 계열, 허셉틴치료에 실패한 환자들에게는 타이커브(Lapatinib, 상품명: Tykerb)라는 EGFR(세포에 자극을 전달하는 수용체 단백질), HER2를 억제하는 타이로신 키나아제 저해제와 젤로다

(Capecitabine, 상품명: Xeloda)를 함께 사용한다. 젤로다는 경구로 투여하는 항암제다. 체내에서 효소 반응 후 플루오로우라실(5-Fluorouracil)로 전환되어 항암 작용을 하는 약제다. 타이커브와 젤로다 모두 경구약으로 투여하기 편리하다는 장점이 있다.

● CDK 억제제

CDK 억제제(세포 분열을 억제)는 최근에 나온 표적치료제다. 현재 사용 중인 CDK 억제제로는 입랜스(Palbociclib, 상품명: Ibrance)가 있다. 폐경 이후의 호르몬 수용체 양성, HER2 음성 전이성 유방암 환자에게 1차 치료법으로 항호르몬치료제(페마라)와 함께 쓰인다. 입랜스는 28일을 전체 주기로 해서, 하루 1회 125mg을 음식과 함께 21일 연속해 경구 복용한 뒤 7일간 휴약하는 방식으로 사용된다. 이상 반응에 따라 투여 용량을 조절할 수 있고, 하루 투여 용량을 75mg보다 감량해야 할 경우에는 투여를 중단한다.

입랜스는 부작용으로 호중구 감소증(백혈구를 구성하는 세포 중 면역 기능을 하는 호중구가 암세포를 죽이는 과정에서 함께 사라지는 증상)이 비교적 흔하게 나타난다. 감염 합병증이 동반되는 경우는 드물며 피로감이나 구역감, 탈모 등이 발생할 수 있다.

입랜스는 파슬로덱스(Fulvestrant, 상품명: Faslodex)와 함께 폐경 여부에 상관없이, 1차 항호르몬치료에 실패한 호르몬 수용체 양성,

HER2 음성 전이성 유방암 환자에게 표준 치료제로 권고되고 있다.

● mTOR 억제제

암세포의 증식에 관여하는 mTOR(mammalian Target Of Rapamycin) 단백질의 작용을 억제하는 표적치료제로 아피니토(Everolimus, 상품명: Afinitor)가 있다. 이 약제는 하루 1회, 일정한 시간에 식사와 함께 복용하거나 공복에 복용한다.

폐경 후의 호르몬 수용체 양성, HER2 음성 전이성 유방암 환자에게 사용되며 항호르몬치료제(비스테로이드성 아로마타제 억제제)가 효과 없는 경우, 아로마신과 함께 사용될 수 있다.

하지만 10명 중 1명에게서 심각한 구내염이 발생할 수 있고 빈혈이나 호흡 곤란, 고혈당 같은 부작용이 아로마신을 단독으로 사용한 경우에 비해 많이 발생한다.

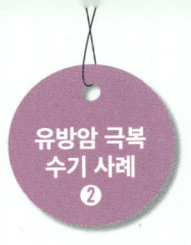

제2의 인생, 그 시작

손민경(63세, 여성)

"우와, 두상이 너무 예뻐요."

1차 항암약물치료를 받고 머리를 삭발하던 날, 처음으로 내 뒤통수를 보았다. 볼록하니 예뻤다. 유방암이 아니었더라면 어떻게 생겼는지 평생 모르고 살았을 뒤통수였다. 그 전까지 나는 뒤통수가 못생겼을 거라고 추측한 채 미장원에 갈 때마다 뒤통수에 볼륨을 넣어달라고 주문했었다. 그런데 이렇게 예뻤다니…. 우리는 자신에 대해 모르고 사는 부분이 얼마나 많은가.

나의 인생은 유방암 이전의 세계와 이후의 세계로 나뉜다. 유방암 이전 세계의 나는 패션 디자이너였다. 30여 년간 내 브랜드의 패션 회사를 운영하며 열정적으로 살았다. 건강한 편이라 잔병치레가 없었고, 피곤해도 잠깐 쉬면 곧 회복되었다. 적당한 체중과 스타일리시한 외모도 건강에 대한 염려를 하지 않게 만들었다. 그런데 2012년 겨울, 감기가 유독 오래갔다. 한 달이 지나도 낫지 않았다. 그러던 차에 유방암 진단을 받았다. 2012년 2월, 유방암 진단을 받던 날을 잊을 수 없다. 세브란스병원의 4층 복도에 주저앉아 1시간 동안 떨기만 했다. 가까스로 몸과 마음을 진정시키고 남편에게 전화를 걸었다.

남편의 첫마디는 "오진 아니야?"였다. 그리고 내가 한 일은 1년 전에 유방암 수술을 받은 친구에게 전화를 걸어 치료 과정에 대해 묻는 것이었다. 수술 후에도 계속 회사를 계속 운영할 수 있는지 가늠하기 위해서였다. 나는 지금까지 살아왔던 방식 그대로 암과 싸워 이겨낼 수 있다고 생각했던 것이다.

수술은 3시간 만에 끝났다. 몸은 가뿐했고 통증도 느껴지지 않았다. 입원 전날 미장원에서 머리 손질과 속눈썹 연장시술까지 받았기 때문에 화장기 없는 얼굴에 환자복 차림이었지만 그리 초췌하지 않았다. 항암약물치료를 받으러 가기 전에는 평소 헤어스타일과 똑같은 모양으로 가발을 맞춰두었다. 머리를 밀고 집에 돌아와 가발을 써보았더니, 겉모습은 예전과 차이가 없었다. 오히려 손질이 잘 되어 있는 가발이 나를 더 멋져 보이게까지 만들었다. 그렇게 나는 수술 이후에도 예전과 다름없는 모습으로 보이길 원했고 예전과 다름없이 사회활동을 하고 싶었다. 실제로 나는 그렇게 생활했다.

수술한 지 한 달이 지났을 때 나는 무거운 핸들을 돌리며 직접 운전해서 강화도로 산행을 갔다. 그해 연말에는 개인 레슨을 받은 댄스 실력을 뽐내며 홍대 클럽에서 파티를 했다. 가발 속이 땀으로 범벅이 되어도 춤을 멈추지 않았다. '나를 봐라, 이렇게 씩씩하고 당당하다. 나를 불쌍해할 필요 없다'라는 생각이었다. 하지만 그것은 교만이었다. 무리한 활동으로 수술 부위가 덧나 세 번의 수술을 더 받게 되었고, 가발로 인한 두피 부작용이 생겨 지금껏 아토피 두피염으로 고통을 받고 있다. 유방암 치료 과정 중 간과한 것이 있었다. 내가 암 환자라는 사실이다.

돌아보면 나는 내가 암 환자라는 사실을 받아들이지 못했던 것 같다. 얼마든지 극복하고 견뎌낼 수 있으며 이겨내야 한다고만 생각했다. 그래서 암 환자라는 사실을 마음속 깊은 곳으로 숨겨 밀어넣고 언제나 씩씩한 척, 당당한 척을 하며 살았다. 암 환자라는 사실과 제대로 마주보려고 하지 않았던 것이다.

　수술을 받은 지도 이제 6년이 되었다. 수술 이후 4차의 항암약물치료와 33차의 방사선치료를 받았고 허셉틴 주사를 18회 맞았다. 그렇게 치료는 일단 끝이 났다. 그러는 동안 내가 얻은 교훈이 있다면 '답게' 살아야 한다는 것이다. 암 환자면 암 환자답게 생활해야 한다. 마음으로 자신이 암 환자라는 사실을 받아들이고 인정하며, 스스로를 위로하고 타인으로부터 위로받는 시기가 필요하다.

　하지만 나는 얼마나 외롭고 무섭고 힘이 드는지 나조차도 자신을 위로해주지 않았다. 가족들이 나로 인해 겪을 수고가 싫어서 병원에 같이 가달라거나 가방을 들어달라는 부탁도 하지 않았다. 힘들다고 울기도 하고 짜증을 내도 되었을 텐데, 한 번도 그렇게 하지 않았다. 가족뿐 아니라 지인들에게도 약한 모습을 보이기 싫었다. 내가 암 환자라는 상황을 알리고 보호받는 게 더 좋은 선택이었다는 것을 지나고 나서야 깨달았다.

　나는 예전의 생활과는 180도 다른 인생을 살고 있다. 환갑의 나이에 대학원에 들어갔고 예술 치유 분야의 전문가가 되어 활동 중이다. 만약 유방암이 발병하지 않았더라면 나는 지금도 더 어렵고 복잡해진 패션 환경에서 살아남기 위해 고군분투하고 있을 것이다. 지난 30년 동안 나를 돌아볼 여유 없이 매일 백화점 매출과 생산 실적, 디자인 개발만 들여다보며 살았다. 눈앞의 성과와 인간의 외면에만 관심을 두었다. 하지만 이제는 인간의 내면을 들여다보는 새로운 눈을 가지게 되었다. 그리고 나의 내면도 들여다보며 스스로 치유할 수 있게 되었다. 유방암이 나에게 가져다준 새로운 인생이다.

PART 04

치료 이후의 삶과 재발 관리

❦ 암을 제거하고 방사선치료나 항암약물치료, 항호르몬치료를 했어도 유방암으로부터 완전히 해방되는 것은 아니다. 암이 재발하거나 전이되지 않도록 꾸준히 몸을 관리해야 한다. 정기적으로 검진을 받고, 건강한 생활습관을 유지해나가는 방법을 자세히 알아보자.

생활 관리는
어떻게 해야 할까?

수술을 받고 퇴원을 하면 바로 일상생활이 시작된다. 가정생활과 직장생활을 병행하면서 방사선치료나 항암약물치료를 받을 수도 있다. 가족과 주변 사람들의 이해와 도움이 필요한 시기다. 치료 부작용이 나타날 수 있고 재발에 대한 두려움도 크기 때문이다. 그러나 건강한 생활습관을 유지하면서 정기검진을 잘 받는다면 얼마든지 예전과 같은 생활로 돌아갈 수 있다.

언제 일상생활로 복귀하나

유방암을 치료하고 언제쯤 일상생활로 복귀할 수 있을지는 구체적으로 정해져 있지 않다. 환자의 상태에 따라 제각기 다르기 때문이다. 치료 방법과 기간, 이로 인한 부작용이 있는지 여부, 수술 후 관리의 정도, 환자와 보호자의 의지 등에 따라 짧게는 1~2주에서 길게는 수개월이 걸리기도 한다.

● **수술 직후 일상생활에 적응하기**

봉합사나 배액관을 제거하고 나면 샤워 같은 일상적인 생활을 시작할 수 있다. 자신의 몸 상태를 살피며 활동 범위를 조금씩 늘려가는 것이 좋다. 팔을 갑자기 사용하면 무리가 갈 수 있으므로 적당한 선에서 무리가 가지 않도록 사용한다. 머리 빗기나 샤워하기, 옷 입기, 밥 먹기 등의 간단한 활동을 할 때 수술받은 쪽의 팔을 정상적으로 사용할수록 회복에 도움이 된다.

그러나 팔을 움직일 때 통증이 심하고, 1~2시간 후에도 통증이 지속되거나 부으면 무리한 운동을 했다는 증거이므로 즉시 움직임을 중단하고 휴식을 취한다.

● **직장 복귀하는 시기 결정하기**

치료 중이나 치료 후에 절대적인 안정 기간을 정해두기보다는 환자 본인이 자신의 몸 상태를 관찰하며 일상생활과 직장생활에 어느 정도 참여할지를 결정해 조절한다. 치료 기간이나 회복 기간 중에 계속 직장생활을 하는 것이 환자에게 스트레스가 될 수 있지만 반대로 도움이 되기도 한다. 피로하거나 무리가 될 정도의 활동만 하지 않도록 주의한다.

수술 직후나 방사선치료, 항암약물치료 중에는 육체적으로 힘이 들어도 일을 계속하는 환자들이 많다. 또한 치료를 위해 휴직했어도 치료가 끝나면 대체로 복직할 수 있는 몸 상태로 회복이 된다. 다만, 팔을 많이 사용하는 직업은 무리가 될 수 있으므로 개인의 몸 상태에 맞춰 작업 강도를 조절해나간다.

항암약물치료는 대부분 외래에서 투약하기 때문에 직장에 다니며 치료를 병행할 수 있다. 오심이나 구토, 백혈구 감소증, 탈모, 월경 불순, 신경 독성 등의 부작용이 발생할 수 있지만 증세가 심각하지 않다면 대개 3~4일 이내에 호전되므로 크게 문제가 되지 않는다. 그러나 전이성 유방암 환자는 유방암의 진행 정도에 따라 치료 경과가 다양하며 대다수의 경우 입원하여 항암약물치료를 받는다.

항암약물치료 중에 발생하는 체력 저하와 부작용은 개인에 따라 차이가 크다. 그렇기 때문에 유방암 환자라고 해서 무조건 안정을 취해야 하는 것은 아니다. 몸 상태에 맞춰 적당히 육체 활동을 하는 편이 좋을 수 있으므로 자신에게 어느 것이 더 효과적인지 득과 실을 잘 따져본 후 복직과 휴직 시기를 결정한다.

평생 관리해야 하는 림프 부종

림프 부종은 유방암으로 수술한 환자의 약 5~20%에게서 발생한다. 유방암을 수술할 때 겨드랑이 림프절을 제거하면 림프액이 제대로 흘러가지 못한다. 그러면 수술받은 쪽 팔에 림프액이 축적되고 부종이 나타나기도 한다. 수술받은 쪽 겨드랑이에 방사선치료를 받아도 림프절이 손상되어 림프 부종이 나타날 수 있다. 수술 범위가 넓을수록, 림프절을 많이 제거할수록 림프 부종이 발생할 위험이 높고 증세가 심각한 경향을 보인다. 액와 림프절제거술을 받은 경우가 감시 림프절제거술을 받은 경우보다 림프 부종이 더 많이 발생한다.

만성 림프 부종은 일생 동안 호전과 악화를 반복하며 완치가 되지 않으므로 지속적인 관리가 필요하다. 최근에는 수술 기술의 발달로 림프 부종의 발생 빈도가 감소하는 추세지만 일단 림프 부종이 생기면 치료 기간이 길고 치료도 어렵다. 따라서 주의 깊게 관찰해 부종을 조기에 발견하고 치료하는 것이 중요하다.

림프 부종은 수술이나 방사선치료 직후에 생길 수 있지만 수개월에서 수년이 지난 후 갑자기 나타날 수도 있다. 가장 많이 발생하는 시기는 수술을 받고 4~6개월이 지난 후부터다. 수술하고 얼마 안 된 초기에는 조심을 하지만 어느 정도 수술 부위가 회복되고 일상생활에 적응이 되면 무리하게 여행을 가거나 활동을 하는 경향이 있다. 빨리 회복해야 된다는 욕심에 과도하게 운동을 하는 경우도 많다. 또한 그동안 부종이 발생하지 않았다며 안심하고 관리에 소홀해질 수도 있다.

그러나 림프 부종은 한 번 발생하면 증세가 점점 심해지고 만성화되는 특성을 보이므로 유방암 치료 후에도 언제든 림프 부종이 발생할 수 있다는 사실을 기억하고 평생 관리해야 한다. 림프 부종이 발생하기 전부터 림프 부종을 전담하는 재활의학과 전문의와 팔 상태를 평가하고, 미세한 변화가 발생하였을 때 빠르게 발견하여 치료를 시행하는 것이 가장 좋은 치료 효과를 보인다.

◉ 림프 부종 예방하기

- 매일 충분한 수분(물 8잔 이상)을 섭취해서 림프 순환과 배액을 돕는다.
- 수술 상처가 회복되면 옷 입기, 샤워하기, 머리 빗기, 식사하기 등의 간단한 활동부터 시작해 팔을 사용한다.
- 수술한 쪽 팔에는 조이는 옷, 장갑, 시계, 액세서리 착용을 피한다. 브래지어는 넓고 편안한 것을 착용한다.
- 갑자기 팔을 무리하게 쓰지 말고 원래 하던 집안일이나 업무를 조금씩 시작한다. 이후 팔을 움직이는 강도와 기간, 정도를 조절하면서 점차 움직임을 늘려간다. 수술한 쪽 팔로 갑자기 무거운 물건을 오랫동안 들거나 무리하게 팔에 힘을 주는 활동을 한 후에는 부종이 발생하는지 몇 주간 주의 깊게 관찰한다.

- 수술 후에 팔을 전혀 사용하지 않으면 림프선이 퇴화되어 림프 부종이 발생할 가능성이 높다. 본인에게 맞는 적절한 강도의 팔 운동을 한다.
- 수술 후에 무리하게 팔 운동을 하지 않는다. 팔 운동을 할 때는 동작을 시행하는 데 일정한 시간 간격을 두고 천천히 반복한다. 수술이나 방사선치료 후 18개월 동안은 가동 범위 운동과 스트레칭을 지속적으로 실시한다.
- 수술한 쪽 팔을 심장보다 자주 높게 든 채 주먹을 폈다 쥐

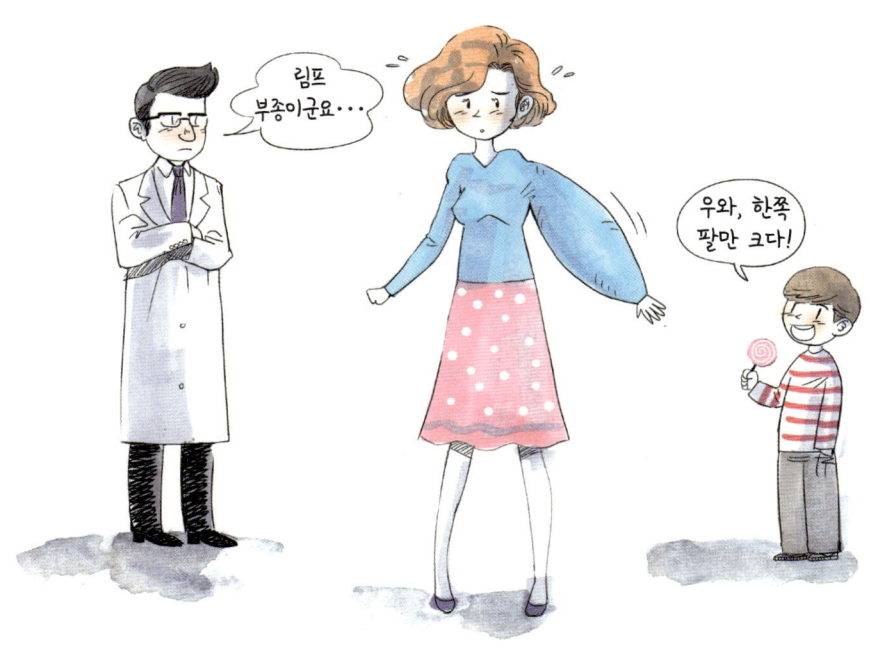

는 동작을 반복한다. 누워 있을 때 베개 위에 팔을 올려 팔꿈치를 어깨보다 약간 높게 위치시키고, 앉아서 쉴 때도 팔을 올린 자세를 유지한다.
- 오랜 시간 고정된 자세(컴퓨터 작업, 장거리 비행기 탑승 등), 반복적인 움직임을 피하고 자주 스트레칭과 마사지를 실시한다.
- 수술한 쪽 팔에 정맥 주사를 맞거나 채혈을 실시하지 않는다. 림프 부종은 수술을 받고 나서 수년 이후에도 생길 수 있으므로 평생 주의한다.
- 적정 체중을 유지하도록 노력한다. 지방이 림프관으로 체액이 이동하는 것을 어렵게 만드므로 비만이 되면 림프 부종이 생기거나 악화될 수 있다.
- 사우나, 온천, 한증막에 들어가거나 뜨거운 통에서 목욕하는 등 과도하게 뜨거운 온도에 노출되는 활동은 15분 이내로 제한한다.
- 목욕이나 설거지, 손빨래를 할 때 냉수와 온수로 번갈아 바꾸며 하지 않는다. 급격한 온도 변화는 피부에 미세 균열을 발생시켜 감염의 위험을 높인다.
- 수술한 쪽 팔의 피부가 건조하지 않도록 크림이나 보디로션을 챙겨 바르고 청결을 유지한다.

- 수술한 쪽 어깨나 팔에 통증이 생기면 휴식을 취하고 부종이 발생하는지 관찰한다.
- 수술한 쪽 팔에 상처, 벌레물림, 발적(여러 자극에 의해 피부가 붉게 변하거나 혈관이 확장되어 피가 고이는 증상), 열감, 부종, 골절 등이 발생하는지 주의 깊게 관찰한다. 만약 위와 같은 증상이 발생하면 소독약이나 항생제연고, 소염제 등을 사용해 염증으로 발전하지 않도록 조치하며 발적이나 열감, 부종이 악화되면 즉시 병원을 방문한다.

림프 부종의 증상

초기에는 수술한 쪽의 팔과 겨드랑이에 말랑말랑한 부종이 보인다. 팔을 움직이거나 들면 금방 부종이 회복되고 몇 시간 또는 수일 내에 다시 부종이 발생한다.

이와 같은 증상이 나타나면 지체하지 말고 바로 병원을 방문한다. 초기에 치료를 시작하지 않으면 점점 부종이 단단해지고 통증이 심해지며, 점차 피부 변화가 동반되는 만성 질환으로 발전한다.

림프 부종의 치료

얼마 전까지도 대부분의 의사나 환자들은 림프 부종을 수술이나 치료 이후에 나타나는 '어느 정도 당연한 증상'으로 여기며 받아들이고 살아야 한다고 생각했다. 그러나 최근에는 유럽에서 시작된 림프 마사지, 압박치료, 운동, 피부 관리 등을 포함한 복합 림프치료법을 이용해 적극적으로 치료하고 있다. 증상이 경미한 림프 부종은 4주 치료를 기본으로 하며, 증상이 심각할 경우에는 지속적으로 치료를 시행한다. 복합 림프치료법으로 부종 환자의 62%가 호전되었고 림프 부종이 호전되지 않더라도 무거움이나 통증 같은 증상들이 대체로 좋아졌다는 보고가 있다.

거듭 강조하지만 림프 부종은 일단 치료되더라도 언제든 재발할 수 있으므로 지속적인 관리가 매우 중요하다.

치료 이후의 정기검진

유방암 진단을 받고 치료를 마치기까지 짧으면 20주에서 길면 5년 이상이 걸린다. 무사히 치료를 마쳤다고 해도 안심할 수 없다. 암이 재발하거나 전이되지 않는지 지속적으로 확인해야 하고, 치료 중에는 부작용이 발생하지 않도록 계속 관리를 해야 한다. 더군다나 다른 암(2차암)이 새롭게 발생할 수 있다. 따라서 치료를 모두 마쳤더라도 정기검진을 빠뜨리지 않고 받아야 합병증이나 재발, 2차 암을 조기에 발견해 치료할 수 있다.

일반적으로 치료를 마치고 처음의 2~3년은 3~6개월 주기로 정기검진을 받는다. 점차 6개월에서 1년으로 검진 주기가 길어지다가 5년이 지나면 1년에 한 번 정도 받는다. 이와 같은 방문 주기와 기간은 치료 방법이나 건강 상태에 따라 달라진다.

매달 한 번씩 유방 자가검진을 실시해서 이전과 다른 변화가 생기면 유방암 주치의에게 알려야 한다. 고혈압이나 당뇨, 폐 질환 등과 같은 건강상의 문제가 생겨 치료받고 있다면 정기검진 때 꼭 의사에게 이야기해야 한다.

● 재발 및 전이의 추적 관리

유방암의 조기 진단이 늘어나고 치료법이 좋아지면서 완치율이 증가하고 있지만 한국유방암학회에 따르면 국내 유방암 환자의 재발률은 6~20%로 여전히 높은 수준이다. 재발 환자 4명 중 1명은 치료 5년 이후에 재발했으며, 10~15년 이후에 재발하는 사례도 적지 않았다.

그러므로 치료가 끝났다고 해도 가족력이나 치료 방법, 치료 경과 기간 등을 고려해 재발이나 전이 여부 등을 확인하는 추적 검사를 정기적으로 받아야 한다. 그래야 유방암의 재발과 전이가 발생하더라도 조기에 발견할 수 있다.

일반적으로 추적 검사를 통해 유방이나 림프절이 있는 겨드랑이에 암이 국소적으로 재발했는지 확인한다. 또한 유방암이 가장 흔하게 전이되는 뼈, 폐, 간, 뇌 등의 중추신경계로 원격 전이가 되었는지도 살펴본다. 추적 검사의 방법과 기간은 유방암의 병기 및 분자아형에 따라 달라지지만 대개 다음과 같이 시행한다.

● 수술 후~5년 이전

6~12개월마다 혈액 검사 및 종양표지자 검사, 유방촬영술, 유방초음파, 흉부X-ray촬영, 복부초음파(또는 복부CT), WBBS(골스캔)를 시행한다.

● 수술 후 5년 이후

12개월마다 시행한다. 단, 재발이 의심되거나 이상 소견이 있을 경우에는 6개월 간격으로 검사할 수 있다.

2차암 검진 시기와 방법

한 번 암에 걸렸던 사람이 다시 새로운 암에 걸리면 그 암을 '2차암'이라고 부른다. 2차암은 재발과는 다르다. 재발은 유방암세포가 완전히 제거되지 않고 몸 어딘가에 숨어 있다가 다시 자라난 것이지만 2차암은 유방암과 상관없이 다른 암이 새로 생긴 것이다.

모든 환자가 유방암 정기검진을 받고 있다고 해서 다른 암에 대한 검진도 받고 있는 것은 아니다. 유방암 검사 외에도 국가암검진 프로그램이나 개인적인 정기 건강검진을 통해 2차암 검사를 충실히 받아야 한다. 유방암과 자궁경부암과의 관련성은 전혀 없지만 유방암이 자궁내막암이나 난소암과는 연관성이 있다고 알려져 있으므로 정기적으로 산부인과에서 검진받는 것이 좋다.

암종	검진 대상	검진 주기	검진 방법
위암	40세 이상 남녀	2년	위내시경 검사 또는 위장조영촬영 검사
간암	40세 이상 남녀 (간경변증이나 B형 간염 바이러스 항체 항원 또는 C형 간염 바이러스 항체 양성으로 확인된 자)	6개월	혈청알파태아단백 검사 + 간초음파 검사
대장암	50세 이상 남녀	1년	분변잠혈반응 검사(대변 검사) 이상 소견 시 대장내시경 검사 또는 대장이중조영 검사
유방암	30세 이상 여성	매월	유방 자가검진
	40세 이상 여성	2년	유방촬영술 검사 + 유방 임상 진찰 권장
자궁 경부암	20세 이상 여성	2년	자궁경부세포 검사

국가암조기검진 사업의 대상과 주기, 검진 방법

운동 관리는 어떻게 할까?

적당한 운동은 림프액의 순환을 증진시키고 수술 후의 회복, 항암약물치료의 부작용 감소, 유방암의 재발 억제, 심신의 안정에 매우 중요한 역할을 한다. 어깨를 중심으로 하는 가벼운 관절 운동부터 시작해서 점차 전신 운동으로 운동량과 범위를 늘린다. 일주일에 5회 정도 운동하는 것이 적당하지만 처음부터 너무 서두르거나 무리하는 것은 좋지 않다.

운동의 종류보다는 어떤 운동이든 꾸준히 하는 것이 더 중요하다. 그러기 위해서는 자신이 즐길 수 있는 운동을 선택하는 것이 좋다. 보통 스트레칭을 포함해 10분 정도 준비 운동을 하고, 20~30분 이상 본 운동을 한 뒤, 10~15분 정도는 정리 운동을 하는 식으로 진행한다.

운동은 크게 심폐 운동과 근력 강화 운동으로 나눌 수 있다. 심폐 운동에는 걷기, 줄넘기, 조깅, 달리기, 자전거 타기, 댄스, 산행, 수영, 테니스, 탁구, 배드민턴, 야구, 축구 등의 운동이 있다. 근력 강화 운동에는 아령 들기, 앉았다 일어서기, 팔굽혀펴기, 요가, 스트레칭, 밴드 운동, 윗몸 일으키기 등이 있다. 근력 강화 운동은 하나의 동작을 8~12회 반복해서 실시해야 운동 효과를 얻는다.

심폐 운동과 근력 강화 운동을 적당히 섞어가면서 일주일에 최소 3일 이상, 하루에 최소 10분 이상 실시하며, 점차 30분 이상에서 1시간 정도로 운동량을 늘려나간다. 빨리 회복되고 싶은 생각이 들더라도 처음부터 무리하지 말고 점진적으로 운동 기간과 강도, 횟수를 조절하면서 늘려야 한다.

처음 운동을 시작했을 때 팔에 통증이 심하면 운동을 멈추고 휴식을 취하면서 팔에 부종이 발생하는지 확인한다. 만일 부종이 발생했다면 즉시 병원을 방문한다. 운동 중에는 지나치게 햇빛에 노출되지 않도록 주의하고, 조이는 옷은 입지 않는다. 팔을 많이 쓰는 운동은 부종이 나타나는지 계속 확인하며 점차 빈도와 강도를 높여야 하며, 팔에 체중을 싣는 운동은 피하는 것이 바람직하다.

● 운동하지 말아야 할 때

· 피로감이 매우 심하거나 지속적일 때
· 다리 통증, 가슴 통증이 있을 때
· 갑작스럽게 근육에 힘이 빠질 때
· 구토나 심한 설사 후 24~36시간 이내
· 항암제 주사를 맞은 뒤 24시간 이내
· 운동 중에 식은땀, 어지럼증, 구역질이 날 때
· 창백해지거나 갑작스런 호흡 곤란이 있을 때

영양 관리는 어떻게 할까?

암 진단을 받으면 많은 사람들이 가장 먼저 암에 좋다는 음식부터 찾는다. 하지만 안타깝게도 암을 치료하는 음식은 없다. 암에 좋다는 특정 식품 몇 가지에 집착하지 말고, 여러 가지 식품을 다양하게 섭취하는 것이 가장 좋다.

육식을 끊고 채식을 고집할 필요도 없다. 육류가 특정 암 발생과 연관이 있다고 의심을 받고 있지만 육류는 양질의 영양소를 공급하는 훌륭한 식품이다. 오히려 암 치료 중에는 체력 유지를 위해 양질의 단백질을 지속적으로, 적당량 섭취하는 것이 중요하다. 무엇보다 무리하게 식단을 바꾸면 스트레스만 커진다.

제대로 잘 먹고 있는지 확인하는 가장 객관적인 지표는 체중이다. 치료 중이거나 치료 후, 생활 관리를 할 때 적정 체중 유지를 목표로 삼는다. 특히 치료 중에는 체중이 감소하지 않도록 주의해야 한다. 치료 중에 체중이 감소하면 면역 기능과 치료 효과가 떨어진다는 보고가 있다. 체중이 느는 것도 조심해야 한다. 치료 중에는 무조건 잘 먹어야 한다고 생각해서 필요 이상 먹기 쉬운데 유방암의 경우는 치료 중에 체중이 증가하면 재발률이 올라간다는 보고가 있다. 정상 체중(BMI 23 이하) 유지를 목표로 식사량을 관리하고 규칙적으로 운동을 실시한다.

- 표준 체중 구하기
  남자: 표준 체중(kg) = 키(m) × 키(m) × 22
  여자: 표준 체중(kg) = 키(m) × 키(m) × 21

- 체질량 지수(BMI) 구하기

  $$체질량\ 지수(BMI) = \frac{체중(kg)}{키(m) \times 키(m)}$$

체질량 지수 평가	
저체중	< 18.5
정상 체중	18.5 ~ 22.9
과체중	23.0 ~ 24.9
비만	≥ 25

[ex] 키 160cm, 체중 61kg인 여성의 표준 체중과 체질량 지수는?

· 표준 체중
1.6 × 1.6 × 21 = 53.8kg

· 체질량 지수

$$\frac{61}{1.6 \times 1.6} = 23.8 (→과체중에 속함)$$

TIP 채소와 과일에 함유된 영양소를 건강 보조제 한 알로 대신할 수 있을까?

아니다. 미국암학회의 영양 및 신체활동 가이드라인에 따르면 채소와 과일에 함유된 건강에 이로운 화합물들은 대부분 함께 작용하여 효과를 낸다. 그뿐 아니라 가공하지 않은 온전한 식품에는 건강 보조제에 함유되지 않은 중요한 화합물들이 포함되어 있다. 일부 건강 보조제는 채소 및 과일과 동등한 영양소를 함유하고 있다고 광고한다. 그러나 건강 보조제 한 알에 포함된 소량의 분말에는 가공되지 않은 식품에 함유된 영양소의 극히 일부만 포함되어 있는 경우가 많다. 식품 그 자체가 비타민과 미네랄의 가장 훌륭한 공급원이다.

◉ 치료 중의 영양 관리

　암 치료 중에는 일반적으로 입맛이 떨어지거나 기운이 없어 식사량이 줄어드는 경향이 있다. 특히 항암약물치료 중에는 식욕 부진, 구강이나 목의 통증, 구강 건조, 피로, 우울, 오심, 구토, 입맛의 변화, 설사, 변비 등의 부작용이 나타나서 영양 불량 상태에 이르기 쉽다.

　그러나 암을 치료할 때는 무엇보다 식사를 잘하는 게 가장 중요하다. 식사를 잘해야 기분도 좋아지고 기운도 난다. 그래야 부작용을 이길 수 있고, 빠른 시간 안에 회복될 수 있다.

　유방암 환자에게 특별히 좋은 음식이나 나쁜 음식이 있는 것은 아니다. 무엇이든 골고루 맛있게 먹는 일이 가장 중요하다. 암 환자라고 해서 특별히 음식을 따로 차려 먹는 것은 오히려 좋지 않다. 가족과 함께 즐거운 분위기에서 식사를 하자.

◉ 치료 후의 영양 관리

　일부 환자들이 종종 항암약물치료 중에 고농축된 음식이나 평소 섭취하지 않던 특이한 음식을 먹는 경우가 있다. 다시 말하지만 암을 낫게 하는 특별한 음식은 없다. 특정 음식에 집착하다 보면 오히려 영양 불균형에 빠지거나 간, 신장에 무리를 줄 수 있다.

　보통 항암약물치료 중에는 날고기나 날생선이 감염을 일으킬 수 있어 금지한다. 그러나 치료가 끝난 후에는 날고기, 날생선을 먹어도 괜찮다. 치료 후 영양 관리의 원칙은 어디까지나 '여러 가지 식품군을 골고루 포함한 균형 잡힌 식사를 하는 것'이라는 점을 기억해야 한다.

아래의 식품구성자전거를 살펴보자. 식품구성자전거는 5가지 식품군의 권장 섭취량에 맞춰 자전거 바퀴의 면적을 배분한 형태로, 균형 잡힌 식단이 건강을 유지하는 데 중요하다는 사실을 보여준다. 이를 참고해 건강한 식탁을 차려보자.

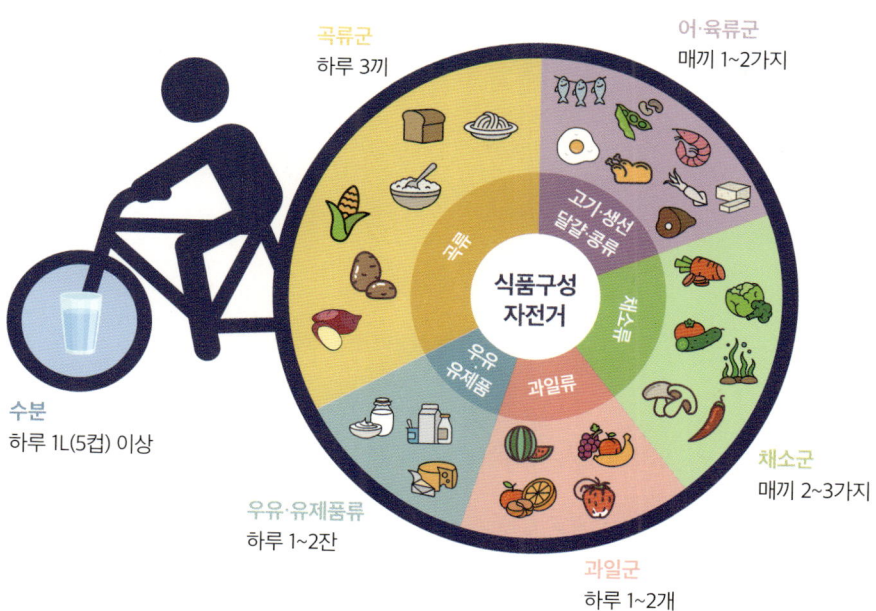

한국인 영양소 섭취 기준과 식품구성자전거(2015)

● 채소와 과일 충분히 먹기

채소는 매끼 2~3가지 이상을 하루에 5~6접시 이상 섭취하고, 과일은 하루에 1~2회 이상 섭취한다. 여러 가지 채소와 과일의 다양한 색소에 들어 있는 파이토케미컬 성분은 노화 방지 및 각종 성인병 예방과 항암 효과가 있다. 단, 정제되었거나 녹즙, 과즙의 형태로 섭취하는 것은 피한다. 체중이 증가할 때는 과일 섭취량을 조절하는 것이 좋다.

구분	성분	함유 식품
레드푸드	라이코펜	고추, 토마토, 딸기, 사과, 석류 등
옐로우푸드	카로티노이드	당근, 호박, 고구마, 귤 등
그린푸드	엽록소	브로콜리, 양배추, 시금치, 키위 등
퍼플푸드	안토시아닌	가지, 포도, 자두, 블루베리 등
화이트푸드	안토크산틴	마늘, 양파, 감자, 버섯 등

파이토케미컬의 성분과 함유 식품

● 정제하지 않은 곡류 선택하기

정제하거나 가공한 곡류는 혈당을 빠르게 올리고 비타민이나 무기질, 식이섬유의 양이 적으므로 통곡류를 먹는다. 흰쌀밥 대신 현미밥이나 잡곡밥을 선택하고, 흰빵 대신 흐밀빵이나 귀리빵 등을 선택한다.

● 적절한 단백질 섭취하기

육류는 훌륭한 단백질 공급원이므로 무조건 피하지 말고 기름이 적은 부위를 먹는다. 포화지방 함량이 높은 삼겹살, 닭껍질 등을 직화하거나 훈연, 가공한 육류(햄, 소시지, 베이컨 등)보다는 기름기가 적은 살코기를 삶거나 데쳐 먹고 과식하지 않는다. 포화지방 함량이 적은 닭고기나 고기 대신 생선, 해산물, 콩류, 두부, 달걀 등을 섭취해도 좋다.

● 좋은 지방 섭취하기

고지방식을 피하고 해로운 포화지방(기름진 육류, 버터 등)보다는 이로운 불포화지방(등 푸른 생선, 대두유, 참기름, 들기름 등)을 섭취하는 것이 좋다. 요리를 할 때 식물성지방은 한 끼에 1~2찻술 이하로 사용하고 튀김이나 전보다는 조림, 찜, 무침 등의 조리법을 이용한다.

> **TIP** 콩이 유방암에 안 좋다는데 먹어도 될까?
>
> 콩류가 유방암을 치료하는 데 나쁜 영향을 준다는 근거는 없다. 따라서 콩류 섭취를 제한하지 않아도 된다. 그러나 콩류나 이소플라본을 건강 보충제(ex. 청국장환)의 형태로 과량 섭취하지 않도록 주의하고, 식품의 형태로 섭취해야 한다. 특히 항호르몬치료 중 항에스트로겐치료를 받고 있다면 건강 보충제 형태로 섭취하지 않도록 각별히 주의한다.

임신과 출산

유방암의 치료는 임신과 출산에 크나큰 영향을 미친다. 유방암의 완치 여부를 판정할 5년 후에 나이가 만 35~40세 이상이면 가임력이 급격히 떨어진다. 그래서 암을 치료하는 것과 상관없이 난임이 될 수 있으며 항암약물치료를 받으면 항암제의 난소 독성으로 인해 난소 기능이 저하되어 임신율이 떨어질 수 있다.

그렇다고 임신과 출산이 완전히 불가능한 것은 아니다. 가임력 보존치료를 받으면 임신과 출산이 가능하다. 가임력 보존치료란 악성 종양을 진단받은 가임기 환자의 생식 능력을 보존하기 위해 시행하는 치료다. 암 치료 후의 성공적인 임신과 조기 폐경 방지를 목적으로 한다.

만 40세 미만의 여성이라면 가임력 보존치료를 시도해볼 수 있다. 만 40세 이상의 여성도 임신을 강력히 원한다면 42세 미만까지는 가임력 보존치료를 고려해볼 수 있다.

● 배아/난자 동결 보존

가장 많이 시행되는 가임력 보존치료 방법은 배아 동결 보존이다. 항암약물치료 시작 전에 과배란을 유도하거나 자연 주기의 난자를 채취해 배우자의 정자와 체외 수정(시험관 아기)을 하면 배아가 만들어진다. 그다음 배아(수정란)를 냉동시켜 보관한다. 이후 암 치료가 끝나면 임신 시도가 가능한 때에 냉동한 배아를 해동시켜 자궁에 이식한다. 배아 동결을 위해서는 반드시 법적 부부 관계인 상태여야 한다. 미혼이라면 난자 동결 보존법을 선택할 수 있다. 단, 난자 동결 보존은 배아 동결 보존에 비해 임신 성공률이 떨어진다.

배아나 난자를 동결할 때는 체외 수정 시술의 전부 또는 일부를 받아야 하므로 고가라는 단점이 있다. 건강보험은 되지 않으며 배아 동결을 위한 체외 수정 시술은 약 300만 원 전후, 난자 동결을 위한 시술은 약 150~200만 원 정도의 비용이 든다.

환자에 따라서는 난자 채취를 위해 시행한 과배란 유도(난소 자극)로 난소과자극증후군이 발생할 수 있고, 드물게는 입원이 필요할 수도 있다. 난자나 정자는 법적으로 정해진 동결 기한이 없지만 배아의 보관은 법적으로 5년이라는 기준이 있다. 난임 환자의 경우에는 무조건 5년 이후 폐기하게 되어 있고, 가임력 보존을 위한 경우에는 보건복지부에 질의/신고 후 연장 보관을 한다.

● 성선자극호르몬 효현제 투여

항암약물치료 동안 매달 성선자극호르몬 효현제를 주사로 맞는 방법이다. 성선자극호르몬 효현제(GnRH agonist)는 난소의 난포 성장을 억제하고, 난소로 가는 혈류를 감소시켜 난소의 기능을 보존하는 작용을 한다. 주사를 투여하고 효과가 나타나기까지 7~14일 정도 소요되므로, 첫 주사를 맞고 최소 일주일 후부터 항암약물치료를 시작한다. 단, 가임력 보존을 목적으로 할 때는 건강보험 인정이 안 되므로 한 달에 한 번 주사를 맞을 때마다 약제에 따라 15~30만 원의 비용이 든다.

● **난소조직 동결 보존**

아직까지는 실험적인 방법이다. 초경 전의 소녀이거나 성인 환자 중에서 배아 또는 난자의 동결을 시행할 만한 시간적 여유가 없을 때 고려할 수 있다. 복강경적 수술로 한쪽 난소를 제거하고, 이를 얇은 조직으로 여러 부분 나누어 동결했다가 암 치료가 끝난 후 본래 난소가 있던 위치에 해동한 난소조직을 이식한다. 복강경적 난소절제술을 시행해 난소조직을 얻으므로 수술 비용이 추가되며 해동 이후 난소의 기능이 언제, 얼마나 돌아올지 여부와 난소 이식 후 임신이 보장되지 않는다는 것이 단점이다.

부부생활

유방암을 치료 중이라고 해도 부부생활을 통해 항암제나 암세포가 이동하지 않는다. 부부생활로 인해 암이 더욱 성장하거나 재발하지도 않는다. 그러나 항암제의 영향으로 질 분비물이 줄어들어 성교를 할 때 통증이 나타날 수 있으며, 질에 상처가 생기면 염증으로 발전할 수 있다. 질 분비물이 적어졌다면 산부인과에서 윤활크림을 처방받아 사용한다. 부부생활은 항암제를 투여한 날로부터 3~4일만 피하고 평소대로 해도 무방하다.

단, 타목시펜을 복용 중인 여성은 반드시 피임을 해야 한다. 타목시펜이 임신 초기에 기형아 발생과 관련 있기 때문이다. 따라서 임신을 원한다면 타목시펜 복용을 최소 2~3개월 이상 중단한 뒤 임신 시도를 하도록 권유한다.

치료 중이나 치료 후에는 체력 저하로 인한 피로감, 수술로 인한 신체 변화에 따른 심리적 위축, 암 진단과 함께 동반되는 막연한 불안감으로 성욕이 저하될 수 있다. 이때 배우자와 서로 따뜻한 이해를 주고받고 솔직한 대화를 나누는 것이 좋다.

혹시 재발하지는 않을까?

재발 진단을 받으면 삶을 포기하는 환자들이 있다. 하지만 잘 대처하면 다시 치료가 원활히 되어 일상적인 삶으로 돌아갈 수 있다. 무엇보다 입증되지 않은 대체 의료에 자신의 몸을 맡기는 실수를 범해선 안 된다. 치료될 수 있는 귀중한 시간과 기회를 놓칠 수 있다. 병원의 치료를 잘 받고 의료진의 권고를 잘 따르는 것이 가장 타당한 치료법이라는 사실을 기억하자.

재발에 대처하는 가장 좋은 방법, 조기 발견

유방암의 재발은 대부분 수술 후 5년 내에 발생하며, 가장 많이 발생하는 시기는 수술 후 1~2년 사이다. 안타깝지만 5년이 지났다고 해서 재발의 위험으로부터 완전히 벗어나는 것은 아니다. 드물게는 10년이나 15년 후에 재발되기도 한다. 재발률이 높은 HER2 양성 유방암과 삼중 음성 유방암 환자는 수술 후에 항암약물치료를 적극적으로 받아야 재발률을 낮출 수 있다.

무엇보다 중요한 것은 재발을 조기 발견하는 것이다. 수술 이후 병원에서 정기적으로 검사를 받더라도 자가검진을 통해 유방이나 겨드랑이, 목 부위에 멍울이 만져지거나 허리/골반 통증, 두통, 기침, 호흡 곤란 등의 증상이 발생하면 즉시 주치의와 상의한다.

재발의 종류

재발은 보통 국소-구역 재발과 원격 재발로 나뉜다. 국소-구역 재발은 수술 후 남아 있는 암세포가 유방이나 흉벽, 겨드랑이 림프절 같은 주변 림프절 등에 재발된 것을 가리킨다. 원격 재발은 뼈, 간, 폐, 뇌, 원격 림프절, 복막 등 유방과 떨어진 조직에 암이 전이된 경우를 말한다.

● 국소-구역 재발 유방암

일반적으로 국소 재발은 치료받은 쪽의 유방, 흉벽, 피부에 암이 다시 나타난 경우이고, 구역 재발은 치료받은 쪽의 액와 림프절, 쇄골 상부나 쇄골 하부 림프절, 내유 림프절 등에 암이 다시 나타나는 경우다. 흔히 이 두 가지를 모두 합쳐 국소 재발이라고 통칭한다.

수술을 받고 나서 국소-구역 재발은 약 5~30% 정도 발생하고, 이중 절반에서 3분의 2는 원격 전이 없이 암이 발생한다. 국소-구역 재발의 80~90%는 최초 치료를 받은 이후 5년 내에 발생한다. 거의 모든 국소-구역 재발은 10년 이내에 발생하지만 최초 수술 이후 15~20년이 지나서 암이 나타나는 경우도 있다.

국소-구역 재발이 나타났다고 해서 향후 다른 부위로 원격 전이가 될 것이라고 예단할 수는 없다. 국소-구역 재발 환자들의 상당수는 암이 더 이상 원격 전이되지 않고, 국소 부위에만 머물기 때문에 적극적인 치료가 가능하다. 그러나 국소-구역 재발 환자의 20~30%가량은 원격 재발의 가능성이 있으므로 폐, 복부, 뼈를 포함한 전신 전이 검사가 필요하다.

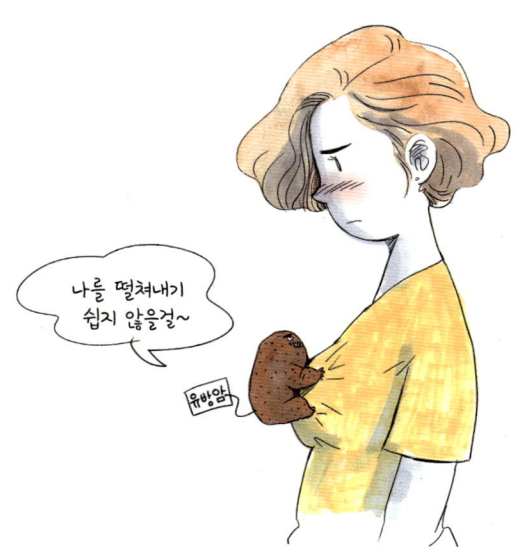

국소-구역 재발의 증상은 흉벽이나 림프절에 재발된 범위, 암이 침범된 정도와 위치에 따라 다르다. 통증이 나타나거나 상완(위쪽 팔) 부종, 상완 신경통이 발생할 수 있다.

◉ 원격 재발 유방암

유방암의 원격 재발은 골(뼈) 전이가 가장 흔하며 전이의 15~30%를 차지한다. 그다음은 폐, 간, 뇌 순서로 전이되기 쉽다. 일반적으로 폐나 간에 전이되는 것이 뇌에 전이되는 것보다 예후가 좋으며, 뼈에 전이되었을 때 생존 기간이 가장 길다.

원격 재발 전이의 증상은 전이된 장기에 따라 각각 다르지만 일반적으로 염증이 생겼을 때 나타나는 증상과 비슷하다. 의심 증상이 2주 이상 지속된다면 단순 염증이 아닐 수 있으므로 병원을 찾아 전이 여부를 확인한다.

● 골 전이

유방암 환자의 25%는 뼈에 처음 전이가 나타난다. 다른 부위에 전이가 발생했어도 마지막에는 뼈에 전이가 나타난다. 골 전이는 유방암 원격 재발 전이의 75~85%를 차지하며, 대부분 전이된 뼈 부위에 통증이나 병적 골절과 같은 증상을 동반한다.

● 폐 전이

폐 전이는 유방암 환자의 약 21%에게서 나타난다. 유방암으로 사망에 이르는 환자의 60~70%는 폐 전이가 동반된 경우다. 폐에 전이가 되면 기침이나 숨이 차는 증세가 나타날 수 있고, 흉부X-ray촬영에 의해 발견될 수 있다.

● 간 전이

뼈와 폐에 이어서 세 번째로 흔하게 나타나는 전이이며 가장 심각한 결과를 초래한다. 유방암 전이가 간에 처음 나타나는 경우는 전체 전이의 25%이고, 전이 환자의 3분의 2에게서 최종적으로 간 전이를 동반한다. 간 전이는 증상이 없는 경우가 대부분이라 발견하기 어렵다. 일부에서 피로감이 지속되거나 황달이 나타나기도 하고, 간혹 배를 진찰하여 간이 커진 모습을 보고 발견하기도 한다.

● 뇌 전이

두통이나 어지러움증, 오심, 구토 등의 증상이 나타날 수 있으며 유방암 전이 중 10~15% 정도를 차지한다. 뇌 전이는 아주 늦게 나타나는 전이로, 종종 응급치료가 필요하다.

재발의 진단

우선 환자의 병력을 청취하고 신체 진찰(이학적 검사)을 시행한다. 재발이 의심되면 반드시 조직 검사를 시행해 확진하고, 호르몬 수용체와 HER2의 상태를 평가한다. 국소-구역 재발로 진단되면 유방초음파 및 유방촬영술, 유방자기공명영상(MRI), 흉부CT, 복부CT, 양전자방출단층촬영(PET-CT) 등의 추가적인 검사를 시행해 재발된 부위와 크기를 정확하게 측정하고 원격 전이 여부를 확인한다.

재발에 따른 치료

치료 방법은 국소-구역 재발과 원격 재발에 따라 달라진다. 국소-구역 재발의 경우에는 수술과 방사선치료, 국소 항암약물치료 등이 병합적으로 시행되고 필요하면 전신 항암약물치료, 항호르몬치료, 표적치료, 완화요법 등이 시행될 수 있다.

● 국소-구역 재발 유방암 치료

국소 재발과 구역 재발에 따라 치료법이 나뉜다. 그중 국소 재발은 최초 치료로 유방부분절제술을 받은 환자인지 유방전절제술을 받은 환자인지에 따라 수술법이 달라진다.

유방부분절제술을 받았던 재발 환자에게는 일반적으로 유방전절제술을 시행하고, 재발된 암의 크기가 작거나 수술 이후 오랜 기간 동안 재발하지 않았던 고령 환자에게는 선택적으로 유방부분절제술과 방사선치료를 시행하는데 대부분 좋은 결과를 얻을 수 있다. 유방전절제술을 받았던 환자에게는 우선적으로 재발된 병소를 광범위하게 제거하는 수술이 필요하다. 이후 환자의 상태에 맞춰 방사선치료, 항암약물치료 및 항호르몬치료를 적절히 병합해서 시행한다.

구역 재발은 재발 부위에 따라 치료적 접근이 달라진다. 액와 림프절에 재발한 경우에는 수술이 가장 좋다. 이전에 액와 부위에 방사선치료를 받지 않았다면 방사선치료를 시행하고, 이전에 방사선치료를 받았다면 다시 방사선치료를 시행하지 않는다.

국소-구역 재발 환자의 20~30%는 전신으로 원격 재발이 동반되어 나타난다. 따라서 국소-구역 재발이 나타났다면 수술, 방사선치료 등의 국소 부위의 치료와 함께 항암약물치료, 항호르몬치료, 표적치료 등의 전신치료를 적극적으로 고려해야 한다.

● 원격 재발 유방암 치료

재발성 또는 전이성 유방암의 치료 목적은 완치가 아니라 생존 기간을 연장시키고 삶의 질을 향상시키는 것에 있다. 따라서 치료법을 선택할 때 우선적으로 고려해야 할 사항은 치료에 따르는 독성을 최소화하는 것이다.

전이된 부위가 광범위하지 않고 호르몬 수용체 양성 유방암인 환자에게는 독성이 적은 항호르몬치료가 항암약물치료보다 우선적으로 시행된다. 처음부터 뼈에 전이가 있는 경우와 호르몬 수용체 및 HER2의 상태에 따라 치료 방법이 달라질 수 있다.

● 항호르몬치료

재발성 또는 전이성 유방암에 항암약물치료 대신 항호르몬치료를 먼저 시행해볼 수 있는 경우가 있다. 호르몬 수용체 양성 유방암인 경우, 뼈 또는 연부조직(뼈나 관절을 둘러싼 연한 부위)에만 전이가 국한된 경우, 내부 장기에 암이 전이되어 있으나 비교적 국소적이고 증상이 없는 경우 등이다.

이전에 항호르몬치료를 받지 않은 폐경 전 재발성 유방암 환자에게는 첫 치료로 타목시펜을 단독 투여하거나 난소절제술을 시행한다. 타목시펜과 난소 기능 억제제인 황체형성호르몬 분비 호르몬유사체를 함께 투여하기도 한다.

항호르몬치료를 받은 적이 없거나 보조적으로 시행한 항호르몬치료가 종료된 지 1년 이상 경과된 폐경 후 재발 유방암 환자에게는 레트로졸과 입랜스를 함께 투여해서 생존 기간을 연장하는 효과를 기대할 수 있다.

● 항암약물치료

호르몬 수용체 음성인 경우, 호르몬 수용체 양성이지만 전이가 광범위하거나 증상을 동반한 내부 장기로의 전이가 있는 경우, 이전에 시행한 여러 항호르몬치료에 연속적으로 내성을 보이는 환자에게는 항암약물치료가 시행된다.

대개 암이 악화될 때까지 항암제를 계속 투여하는 것이 가장 바람직하다. 하지만 심한 부작용이나 경제적 이유 등으로 치료가 중단되는 경우가 종종 있어서, 적정 투여 기간에 대해서는 논란이 있다.

● 기타 치료

재발성 또는 전이성 유방암의 경우에는 항호르몬치료 및 항암약물치료가 우선되지만 증상이 있는 부위를 치료하기 위해 수술과 방사선치료를 시행하기도 한다.

수술을 하는 경우는 다음과 같다. 유방의 통증을 동반하는 돌출된 병소(조직에 병적 변화를 일으키는 부위)에 대한 유방절제술이 대표적이다. 뇌에 전이된 소수의 병소나 척수를 압박하는 척추의 병소, 폐로 전이된 소수의 병소, 병적 골절, 늑막이나 심장막으로의 전이성 삼출액을 제거하기 위한 수술 등도 있다.

방사선치료는 주로 국소에 증상이 있는 전이 병소를 완화하는 데 도움이 된다. 또한 통증이 있는 골 전이, 수술이 불가능한 뇌 전이나 척수 전이, 수술이 불가능한 유방의 병소 및 흉벽 전이 등에도 방사선치료를 시행할 수 있다.

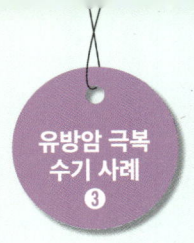

유방암 극복
수기 사례
❸

지나고 보니 모두 감사한 일뿐

김선정(56세, 여성)

검사를 위해 병원으로 향한다. 매번 병원으로 향하는 마음에는 걱정과 불안이 함께한다. 나는 11년이 지난 지금도 내 몸의 상태로부터 완전히 자유롭지 못하다. 지난 시간들이 어제의 일처럼 생생하다. 금방이라도 죽을 것 같은 두려움으로 떨던 힘없고 약하던 그때의 내가 있다.

2006년 9월, 44세의 나이로 오른쪽 가슴을 잃었다. 종양이 유두 아래쪽으로 깊숙하게 자리 잡고 있어서 유방전절제술이 불가피했다. 요즘에는 수술 기술이 발달해서 이런 경우에도 유방부분절제술이 가능하다지만 10년 전만 해도 어쩔 수 없는 선택이었다. 당시 유방암병동에서 나는 가장 젊은 여성 환자였다. 그러나 가슴을 잃는다는 두려움보다는 살아야 한다는 절박함이 컸다. 살 수만 있다면 더 큰 것을 내준다고 해도 기꺼이 따랐을 것이다. 하지만 시간이 지날수록 점점 오른쪽 가슴에 대한 상실감이 커져간다. 살 수만 있으면 뭐든 괜찮다던 마음이 이렇게 살게 되니 어느새 허전함과 허망함으로 변해가고 있다.

40대 초반, 갑상선기능저하증으로 병원에서 검사를 받던 중 CT로 유방 결절이 발견되었다. 암으로는 거의 변하지 않는다는 말에 마음을 놓았다. 추적 관찰을 하자는 말도 바쁜 직장생활을 핑계로 따르지 않았다. 그렇게 3~4년이 지났고 어느 날인가부터 오른쪽 가슴에서 무언가 만져졌다. 쿡쿡 쑤시는 느낌도 들었다. 유방암 2기였다.

다행히 빠르게 수술 날짜가 잡혔다. 그렇게 나는 세브란스병원에서 오른쪽 가슴과 겨드랑이 림프절을 모두 제거했다. 수술 후 항암약물치료를 8차까지 받았고, 10

년 동안 항호르몬치료를 받았다. 2017년 9월에서야 모든 치료가 끝났다. 11년이 지난 지금 이 시간, 이 공간에 내가 사랑하는 사람들과 함께 있다는 게 기적처럼 느껴진다. 모든 게 감사하다. 모두가 나를 위해 간절히 기도해주었고 응원을 아끼지 않았다. 너무 힘들어 짜증과 두려움을 토해내고, 원망의 소리를 수시로 내뱉던 나를 가족은 묵묵히 지켜주었다. 정말 감사하고 감사하다.

지난 10여 년 간 세브란스병원도 많이 달라졌다. 우선 입구에서부터 암병원이 보인다. 시스템이 잘 연계되어 환자들이 편하게 검사와 치료를 받을 수 있게 되었고, 유방암 관련 강좌도 자주 열려서 새로운 치료법이 환자들에게 쉽게 소개되고 있다. 무엇보다 내가 수술을 받았던 때보다 훨씬 다양한 치료법과 절제 부위를 최소화는 수술법이 사용되고 있다고 한다. 정말 부러운 일이다.

그 어렵고 힘든 시간들을 잘 이겨온 스스로가 기특하다. 때로는 눈앞의 현실이 너무나 깜깜해서 무너질 듯 아팠다. 도저히 이겨낼 수 없을 것처럼 힘겨워 울기도 많이 울었다. 몸과 마음이 너무 힘들었다. 하지만 나는 병을 이기기 위해 끊임없이 스스로와 싸웠다. 먹는 것, 운동하는 것, 마음가짐을 살피고 다잡았다. 이런저런 잘못을 하며 살아온 나를 돌아보고 용서하고 사랑하고 이해하려고 노력했다. 나만을 향하던 마음도 유방암 환우회 활동을 하면서 타인의 아픔으로 향하게 되었다. 지금도 나는 매일매일 스스로와 싸운다. 일어서려는 나와 주저앉으려는 내가 싸우고 있다. 그럼에도 불구하고 힘내서 싸우는 것, 그게 최선이다.

부록

저자 및 베스트 유방암팀 소개

> 저자 및 베스트 유방암팀 소개

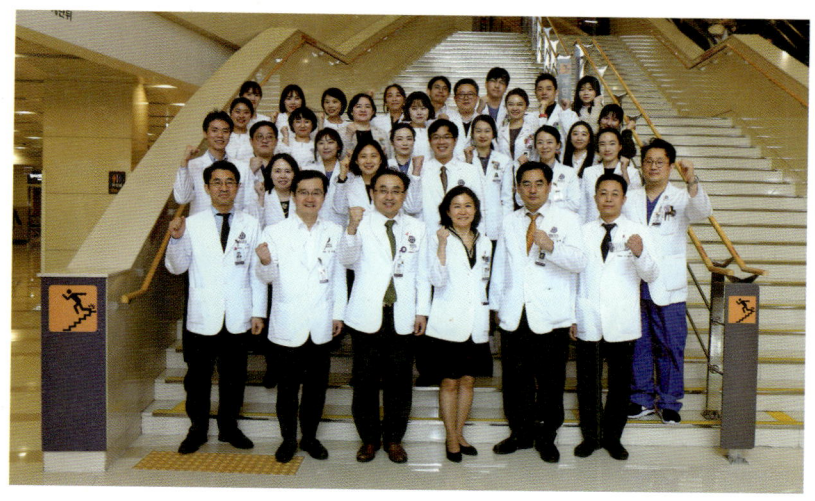

'완벽한 치료, 완벽한 재건'이 모토!
연세암병원 유방암센터

연세암병원 유방암센터는 2014년 암병원을 개원하면서 기존의 유방암클리닉을 재편하여 시작되었다. 유방외과, 종양내과, 영상의학과, 방사선종양학과, 성형외과, 재활의학과, 병리과, 핵의학과, 산부인과, 내분비내과, 정신과로 구성되어 있다. 각 과의 의료진들이 '완벽한 치료, 완벽한 재건'을 모토로 삼아 치료에 임한다. 유방암의 진단, 치료 및 재활에 관련된 모든 의료진이 한 공간에 모여 환자 진료와 정기 토론에 참여한다. 한 공간에서 이루어지는 진료를 통해 진료 당일에 필요한 진료를 모두 받을 수 있도록 노력하고 있으며, 검사 당일 대부분의 검사를 시행하는 One Stop Service 시스템을 구축하여 시행 중이다. 이로써 유방암 환자에게 가장 정확한 진단과 치료를 신속하게 제공하여, 불안감을 감소시키고 신체적으로도 완전한 삶을 영위할 수 있도록 돕는다. 여기에 더해 유방암 코디네이터 간호사, 외과전담 간호사, 성형외과 코디네이터 간호사 등의 협진으로 보다 신속하고 질 높은 환자 중심의 진료가 이루어지고 있다.

이러한 노력을 바탕으로 유방암센터 개원 후 꾸준히 임상 실적이 증가하고 있으며, 2018년 7월에는 유방암을 절제하는 수술과 동시에 유방을 재건하는 수술을 시행한 건수가 한 달간 200회를 돌파하였다. 종양내과에서는 유방암 항암약물치료만을 전문으로 하는 종양내과 교수가 항암약물치료 중 생길 수 있는 탈모, 백혈구 감소증 등의 부작용을 줄이면서 재발 위험성 감소라는 목표를 이루기 위해 최선을 다하고 있다. 방사선종양학과에서도 꾸준한 개선을 통해 현재 대부분의 치료를 4주 내에 완료하고 있으며, 방사선치료에 따른 합병증을 최소화하는 중이다. 성형외과 교수들과 유방외과 교수들간의 협진으로 유방절제술과 동시에 시행하는 유방재건술도 꾸준히 증가해 환자들의 부담을 덜었다. 또한 유방암센터와 산부인과의 진료 공간이 바로 이웃해, 항호르몬치료에 따른 부작용 대처 및 정기적 부인과검진이 보다 원활하게 이루어지고 있다.

세계적으로 인정받는 연구와 교육의 장, 환자들의 삶의 질 개선에 앞장서다

각 진료과가 정기적인 회의 및 발표 등을 통해 진행 중인 연구 과제들을 공유하고 상호보완하며, 세계적으로 앞서나가는 활발한 연구 활동을 하고 있다. 현재에도 각 과별로 치료 성적을 높이고, 환자의 보다 나은 삶을 위한 연구들이 진행 중이다. 외부 병원, 해외 병원과의 협조를 통해 다양한 최신 연구에도 참여하고 있다.

또한 세유회라는 환우 모임을 운영하며, 치료 이후의 환자들에게 다채로운 활동과 교육을 제공하여 보다 완벽한 삶을 영위하도록 돕고 있다. 2018년 4월에는 〈함께 웃으며 극복하는 WITH 캠페인〉을 개최하였고, 분기마다 환우들을 대상으로 유방암 건강강좌를 개최하여 치료 정보를 전달하고 있다. 〈메이크업 유어 라이프〉라는 행사를 개최하여 메이크업 및 피부 관리 등의 뷰티 노하우를 전달하기도 했다. 유방암 치료 후 발생할 수 있는 외모 변화로 인한 환자들의 고통을 덜어내는 데 일조하기 위해서다. 이외에도 유방암 환우 멘토링 사업을 통해 처음 유방암 치료를 받는 환자에게 먼저 치료를 받은 환우들의 생생한 정보와 따뜻한 마음을 전하고 있다.

▶ **연세암병원 유방암센터**

전화예약 1599-1004
유방암센터 02-2228-4140, 4141
상담 02-2228-4149
주소 서울시 서대문구 연세로 50

| 저자 소개 |

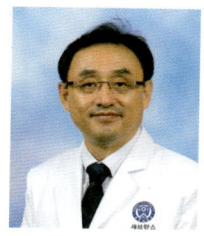

조영업

연세대학교 의과대학을 졸업하고 동 대학원에서 의학박사 학위를 받았다. 2018년 세브란스병원 우수 임상교수상을 수상했으며, 현재 연세대학교 연세암병원의 유방암센터장으로, 유방암의 치료와 발전을 위해 힘쓰고 있다. 그는 유방암 치료 분야에서 국내외를 막론하고 크나큰 명성을 떨치고 있으며, 특히 유방암의 외과적 치료 분야에서 왕성한 활동을 펼치는 중이다. 한국유방암학회 부회장을 역임하며 국내 유방암 치료의 질적 향상에 중추적인 역할을 수행해왔으며, 대한외과학회 기획이사를 맡아 입원 전담의 제도를 도입하는 등 외과 영역의 전문성 확보를 위해 노력해왔다. 현재는 대한림프부종학회 부회장으로 유방암 환자의 삶의 질 개선을 위해 매진하고 있다.

전문분야 유방암
경력사항 연세대학교 의과대학 졸업, 연세대 세브란스병원 외과 전문의 수료, 연세대학교 의과대학 박사, 연세대 세브란스병원 유방외과 교수

연세암병원 유방암센터

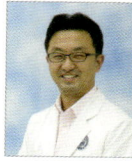

박세호
전문분야 유방암, 유방 양성 질환
경력사항 연세대학교 의과대학 졸업, 연세대 세브란스병원 외과 전문의 수료, 연세대학교 의과대학 박사, 연세대 세브란스병원 유방외과 부교수

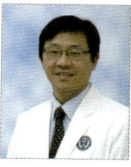

유대현
전문분야 유방 재건 및 선천 기형
경력사항 연세대학교 의과대학 졸업, 연세대 세브란스병원 성형외과 전문의 수료, 연세대학교 의과대학 박사, 연세대 세브란스병원 성형외과 교수

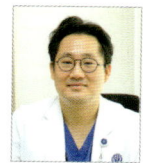

박형석
전문분야 유방암, 유방 로봇 수술
경력사항 고신대학교 의과대학 졸업, 고신대학교 복음병원 병원 외과 전문의 수료, 연세대학교 의과대학 박사, 연세대 세브란스병원 유방외과 임상부교수

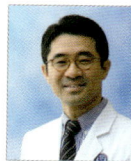

송승용
전문분야 유방 재건 및 미용 수술
경력사항 연세대학교 의과대학 졸업, 연세대 세브란스병원 성형외과 전문의 수료, 연세대학교 의과대학 박사, 연세대 세브란스병원 성형외과 부교수

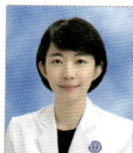

김지예
전문분야 유방암, 유방 양성 질환
경력사항 연세대학교 의과대학 졸업, 연세대 세브란스병원 외과 전문의 수료, 연세대학교 의과대학 박사 과정 중, 연세대 세브란스병원 외과 임상조교수

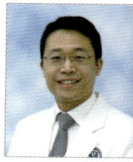

이동원
전문분야 유방 재건 및 미용 수술
경력사항 연세대학교 의과대학 졸업, 연세대 세브란스병원 성형외과 전문의 수료, 연세대학교 의과대학 박사, 연세대 세브란스병원 성형외과 조교수

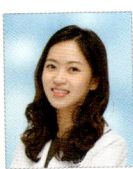
양채은
전문분야 유방 재건 및 미용 수술
경력사항 전북대학교 의과대학 졸업, 연세대 세브란스병원 성형외과 전문의 수료, 연세대학교 의과대학 박사, 연세대 세브란스병원 성형외과 임상조교수

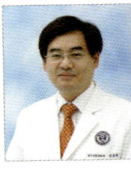
김용배
전문분야 유방암 방사선치료, 로봇 정위 유방 방사선치료
경력사항 연세대학교 의과대학 졸업, 연세대 세브란스병원 방사선종양학과 전문의 수료, 연세대학교 의과대학 박사, 연세암병원 방사선종양학과 교수

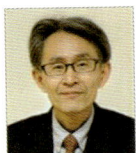
백순명
전문분야 유방암
경력사항 연세대학교 의과대학 졸업, 미국병리 전문의, 미국립암센터 펠로우, 조지타운대학 박사후 과정, 미국 국립유방암임상연구협회 병리과장, 삼성암연구소장, 연세대 세브란스병원 의생명과학부 교수, 연세의생명연구원장, 연세암병원 개인맞춤치료센터장

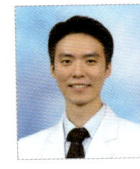
장지석
전문분야 유방암 방사선치료, 로봇 정위 유방 방사선치료
경력사항 연세대학교 의과대학 졸업, 연세대 세브란스병원 방사선종양학과 전문의 수료, 연세대학교 의과대학 박사 과정 중, 연세암병원 방사선종양학과 임상조교수

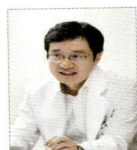
손주혁
전문분야 유방암, 유방암 약물치료
경력사항 연세대학교 의과대학 졸업, 연세대 세브란스병원 내과 전문의 수료, 연세대학교 의과대학 박사, 연세대 세브란스병원 종양내과 교수

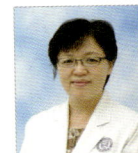
김은경
전문분야 유방 및 갑상선 영상의학
경력사항 연세대학교 의과대학 졸업, 연세대 세브란스병원 영상의학과 전문의 수료, 연세대학교 의과대학 박사, 연세대 세브란스병원 영상의학과 교수

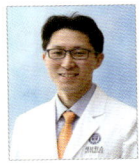
김건민
전문분야 유방암, 유방암 약물치료
경력사항 연세대학교 의과대학 졸업, 연세대 세브란스병원 내과 전문의 수료, 연세대학교 의과대학 박사 과정 중, 연세대 세브란스병원 종양내과 조교수

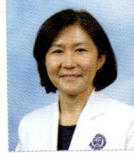
김민정
전문분야 유방 영상의학
경력사항 연세대학교 의과대학 졸업, 연세대 세브란스병원 영상의학과 전문의 수료, 연세대학교 의과대학 박사, 연세대 세브란스병원 영상의학과 교수

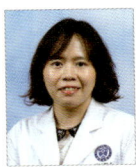
김지형
전문분야 유방암, 유방암 약물치료
경력사항 이화여자대학교 의과대학 졸업, 연세대 세브란스병원 내과 전문의 수료, 연세대학교 의과대학 박사 과정 중, 연세대 세브란스병원 종양내과 진료교수

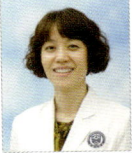
문희정
전문분야 유방 및 갑상선 영상의학
경력사항 연세대학교 원주의과대학 졸업, 연세대 세브란스병원 영상의학과 전문의 수료, 한양대학교 의과대학 박사, 연세대 세브란스병원 영상의학과 부교수

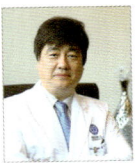
금기창
전문분야 유방암 방사선치료
경력사항 연세대학교 의과대학 졸업, 연세대 세브란스병원 방사선종양학과 전문의 수료, 원광대학교 의과대학 박사, 연세암병원 부원장, 방사선종양학과 교수

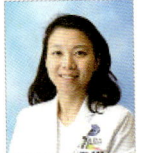
윤정현
전문분야 유방 및 갑상선 영상의학
경력사항 이화여자대학교 의과대학 졸업, 연세대 세브란스병원 영상의학과 전문의 수료, 연세대학교 의과대학 박사, 연세대 세브란스병원 임상조교수

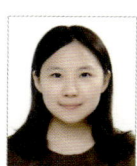
박영진
전문분야 유방 및 갑상선 영상의학
경력사항 연세대학교 의과대학 졸업, 연세대 세브란스병원 영상의학과 전문의 수료, 연세대학교 의과대학 박사, 연세대 세브란스병원 영상의학과 임상조교수

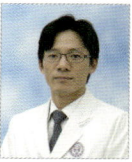
최영식
전문분야 불임, 생식내분비
경력사항 서울대학교 의과대학 졸업, 서울대학교병원 산부인과 전문의 수료, 서울대학교 의과대학 박사, 연세대 세브란스병원 산부인과 부교수

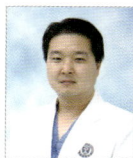
구자승
전문분야 유방 병리, 갑상선 병리
경력사항 연세대학교 의과대학 졸업, 연세대 세브란스병원 병리과 전문의 수료, 연세대학교 의과대학 박사, 연세대 세브란스병원 병리학과 부교수

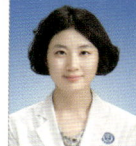
윤보현
전문분야 불임, 생식내분비, 미성년부인과
경력사항 연세대학교 의과대학 졸업, 연세대 세브란스병원 산부인과 전문의 수료, 연세대학교 의과대학 박사 과정 중, 연세대 세브란스병원 산부인과 조교수

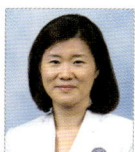
윤미진
전문분야 종양핵의학, 방사성동위원소치료, 분자영상
경력사항 연세대학교 의과대학 졸업, 연세대 세브란스병원 영상의학과 전문의 수료, Hospital of Upenn 핵의학과 전문의 수료, 고려대학교 의과대학 박사, 연세대 세브란스병원 핵의학과 교수

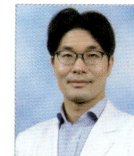
이재훈
전문분야 불임, 생식내분비
경력사항 연세대학교 의과대학 졸업, 연세대 세브란스병원 산부인과 전문의 수료, 연세대학교 의과대학 박사 과정 중, 연세대 세브란스병원 산부인과 임상조교수

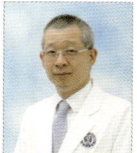
신지철
전문분야 일반 재활, 통증 재활, 림프부종
경력사항 연세대학교 의과대학 졸업, 연세대 세브란스병원 재활의학과 전문의 수료, 가톨릭대학교 의과대학 박사, 연세대 세브란스병원 재활병원장·재활의학과 교수

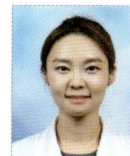
김수현
전문분야 외과 임상전담 간호사
경력사항 중앙대학교 적십자간호대학 졸업, 중앙대학교 간호대학원 종양전문간호 석사

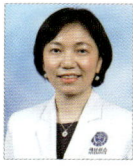
임상희
전문분야 암 재활, 근골격계 통증, 림프 부종
경력사항 관동대학교 의과대학 졸업, 강남세브란스병원 재활의학과 전문의 수료, 연세대학교 의과대학 박사, 연세대 세브란스병원 재활의학과 임상부교수

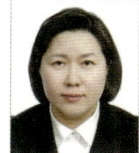
이정민
전문분야 임상 영양사
경력사항 중앙대학교 가정대학 졸업, 연세대학교 보건대학원 석사, 연세대 세브란스병원 영양교육파트장

유방암
완치 **설명서**

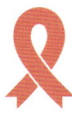